JN123680

のための

産業保健スタッフ
地域保健との
連携実践ガイドブック

三橋祐子 著者

編集協力　堀川直人
　　　　　内田和彦
　　　　　穂積由紀江

はじめに

　「地域保健」と「産業保健」はなぜこんなにも接点が無いのか？　2000年、私が地域保健から産業保健の分野へ転職した時、最初に感じた素朴な疑問でした。

　厚生労働省は2002年からの2年間、地域・職域連携共同モデル事業を実施し、2005年3月、地域・職域連携推進事業ガイドラインを策定していますが、産業保健の分野にはほとんど周知されませんでした。よって、当時は地域・職域連携を必要とする社会的背景を含め連携の必要性自体について認識されていない状況だったと思います。そのような中、社内外の良き理解者たちに恵まれ、2005年9月、一企業の産業看護職という立場で、事業場所在地である市役所と保健事業連携推進協議会を立ち上げました。この協議会を月1回、定例開催しながら、市役所の事務系管理職や専門職の方々と連携して支援した経験は、私自身のこれまでの研究活動および、連携推進活動の土台となっています。このたび、素朴な疑問から20年以上の時を経て、多くの皆さま方のご協力により本書を世に送り出す機会をいただけましたことに心より感謝申し上げます。

　本書は、日本学術振興会の科学研究費助成事業の一環で作成した「産業看護職のための地域保健との連携マニュアル」（JSPS科研費　JP15K11867）を基に、大幅な改訂を加えて作成しています。また、地域・職域連携に関する調査研究や実践活動の場において、私がこれまでに出会った、とても魅力的な産業看護職や自治体保健師たちが数多くの連携事例を提供してくれています。そして、世の中の流れを読みつつ、これからの産業保健の在り方、適切かつ、有効な地域・職域連携の在り方について、産業医や自治体保健師たちがコラムを執筆してくださいました。

　本書に掲載した連携事例は、関東圏のみならず、福島、富山、福井、滋賀、大阪、鳥取、香川、福岡など全国各地において展開されたものです。そして、各事例提供者が地域保健との連携の必要性、適切な連携相手などを判断したうえで、創意工夫を凝らして取り組んだものです。地域・職域連携の展開方法は、解決すべき健康問題の種類によって異なりますし、各地域や企業の特徴、携わる専門職種、連携相手である関係機関によっても異なります。地域・職域連携推進事業ガイドラインが最初に示されてから約15年、全国各地に地域・職域連携推進協議会が設置されても連携が広まらず、実践

活動に結び付きにくい、その理由の一つは、各事例の特徴に応じた多くの判断と巧みなコーディネート能力が必要とされるからではないでしょうか。本書は地域保健との連携に関する様々な考え方や事例に触れる機会を提供しています。支援者である皆さまが出会った健康問題の事例を解決に導けるような連携相手、連携手法を見出すヒントを本書から得て下されば幸いです。そして、一人でも多くの皆さんが連携経験を積み重ね、各種学会や勉強会等の場で、その連携事例について積極的に情報発信して下さることがこれからの地域・職域連携推進につながると考えています。社内の理解を得る方法、個人情報の取扱い、在住者と行政区内の勤務者（在勤者）による地域保健側の扱いの違い、連携窓口の明確化など、地域・職域連携を推進するうえでの課題は数多くあります。しかし、健康問題の解決策として、地域保健との連携が最善だろうと判断できる場面において、これらの課題があったとしても、「連携を諦めるほどの脅威ではない」と私は考えています。これから皆さま自身が連携事例を積み重ねていく中で、苦労した課題について共有し、課題を乗り越えるための考え方や有効な方法を協議する機会を数多く持つ必要があると思います。従業員、住民の健康保持・増進に向けて支援する誰もが、必要な時に必要な相手とスムーズに連携できるような仕組みづくりに向けて、本書がその第一歩となることを願っています。

　最後に、今回の企画の実現にご尽力いただきました編集協力者の先生方、株式会社保健文化社の編集担当の皆さま方に厚く御礼申し上げます。

2021 年 5 月　**三橋 祐子**

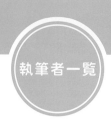

執筆者一覧

著者 **三橋 祐子** 東海大学 医学部 看護学科 准教授

地域保健・産業保健の両フィールドで保健師として勤務した経験を基に、主に、地域・職域連携をテーマとした研究や実践活動に従事。2018 年 11 月、平塚保健福祉事務所秦野センター保健師らと共に"地域・職域ネットワーク ─秦野・伊勢原で働く人の健康と安全を考える会"を立ち上げ、定期開催中。

専門分野 産業保健看護学、公衆衛生看護学

略歴

1993 年 4 月〜 2000 年 3 月	長崎県小長井町役場（現在の諫早市）にて保健師として勤務
2000 年 3 月〜 2006 年 3 月	富士通株式会社にて保健師として勤務
2006 年 4 月〜 2008 年 3 月	東海大学大学院健康科学研究科看護学専攻へ進学
2008 年 4 月〜 2010 年 3 月	東海大学健康科学部看護学科にて非常勤教員として勤務（2018 年 4 月より健康科学部看護学科は医学部看護学科へ組織改編）
2010 年 4 月〜	同学科公衆衛生看護学領域に専任教員として入職
2014 年 4 月〜	講師
2017 年 10 月〜 2020 年 3 月	国際医療福祉大学大学院保健医療学専攻看護学分野公衆衛生看護学領域 研究生として在籍
2020 年 3 月	看護学博士号の学位取得
2021 年 4 月	准教授

編集協力

堀川 直人	富士電機株式会社 東京工場 健康管理センター 所長／産業医
内田 和彦	オリンパス株式会社 EHS Health and Safety .Japan 統括産業医
穂積由紀江	オリンパス株式会社 白河事業場 健康管理室 保健師

事例・コラム 執筆者一覧（50 音順）

石黒 悠生	オリンパス株式会社 八王子 EHS 健康管理室 保健師
内田 和彦	オリンパス株式会社 EHS Health and Safety .Japan 統括産業医
浦井 史恵	大東コーポレートサービス株式会社 保健師
加門 恭子	元 株式会社ジェイテクト香川工場 保健師
川上 智子	セイコーエプソン株式会社 広丘事業所 保健師
鈴木めぐみ	伊勢原市 保健福祉部 健康づくり課 保健師
住德 松子	アサヒグループホールディングス株式会社 日本統括本部 人事部 マネジャー／保健師
中田ゆかり	金沢医科大学 看護学部 准教授
長谷川由希子	株式会社日立製作所 保健師
彦根 倫子	元 平塚保健福祉事務所 保健福祉部 部長／保健師
廣永 愛	平塚保健福祉事務所秦野センター 保健予防課 保健師
穂積由紀江	オリンパス株式会社 白河事業場 健康管理室 保健師
堀川 直人	富士電機株式会社 東京工場 健康管理センター 所長／産業医
三橋 祐子	東海大学 医学部 看護学科 准教授
山口 理恵	花王株式会社 鹿島工場 看護師

健康問題を産業保健領域だけで解決するのは難しい と感じた経験のあるすべての産業保健スタッフへ。

　労働者本人の高齢化と両立支援、親の高齢化と介護、新型感染症対策、本人や家族の精神保健対策、中小規模事業場の健康経営。いま現場で起こっている産業保健課題の解決には、地域とのスムーズな連携が不可欠である。豊富な事例に基づく本書には、生涯を通じ一貫した健康づくりの実現に必要な判断力とコーディネート力を身につけるためのエッセンスが凝縮されている。「従業員の人生全体や家族の健康問題を含めて従業員を支援する姿勢を持つ」ことが大切とする著者、執筆者の産業保健マインド溢れる、地域・職域連携を始めるためのガイドブック。

慶應義塾大学　医学部　教授
武林　亨

「地域・職域連携」をすすめる時に そばに置いておくべき一冊

　従業員も家族も、誰もが健やかに楽しく活躍できる社会の実現を目指すために必要になってくる「地域・職域連携」。しかし、何からどう進めていけばよいのだろうか。このガイドブックは、「地域・職域連携」についての理解を深めるための「総論」と「各論」、そして実際に連携を行っている先駆者たちの経験とアイデアがつまった「実践事例」からなっている。「地域・職域連携」をきちんと理解しようと思った時、実践のなかで困った時、実際に進める時、そばに置いておくべき一冊。

東京有明医療大学　看護学部看護学科　教授
掛本　知里

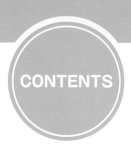

CONTENTS

産業保健スタッフ^{のための}地域保健との 連携実践 ガイドブック

三橋祐子 著者　編集協力　堀川直人、内田和彦、穂積由紀江

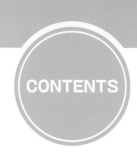

CONTENTS

コラム一覧

第Ⅰ章

地域・職域連携総論

#1　地域・職域連携とは

1　地域・職域連携の2つの方向性とその意義

　2000年に提唱された「21世紀における国民健康づくり運動（健康日本21）」[1] の理念において、「健康を実現することは、元来、一人ひとりが主体的に取り組む課題です。自分の健康の意味とあり方を『発見』し、これを達成するための方法や資源を『選択』し、生涯を通じた健康づくりの『設計』を行い、これに基づいて自分の健康を『実現』するという過程が必要である」といわれています。そして、個人の主体的な取組みを支えるのが、マスメディア、企業、非営利団体、職場・学校・家庭、保険者、専門家などの健康関連グループであり、それぞれの利点を生かしながら連携する必要性が明記されています。

　各ライフステージに展開される保健活動は、複数の法律に基づいており、それに関わる専門職も異なります（図1）。生涯を通じ一貫した健康づくりに取り組みたくても、現状では、健康問題の把握や健康情報の継続性等において非常に困難な状況にあるのです。そこで、このような課題を解決し、継続的かつ包括的に健康づくり活動に取り組むため、地域保健と職域保健（産業保健）の連携が着目され、2005年には地域・職域連携推進事業ガイドラインが策定されました。もちろん、ここに学校も加えて3つの領域における連携が必要なのですが、本書では、地域・職域連携に焦点を当ててお話ししたいと思います。

　産業保健スタッフが青・壮年期にある労働者を支援する上での地域・職域連携の方向性として、大きく2つ挙げることができます。まず、1つの方向性は、図1に示した矢印①の部分、退職時における産業保健から地域保健へのスムーズな

地域・職域連携とは

2019年に改訂される前の旧ガイドライン（地域・職域連携推進事業ガイドライン2005年3月）[2] には以下の定義が記載されている。
「地域保健と職域保健における連携とは、それぞれの機関が有している健康教育、健康相談、健康情報等を共有化し、より効果的、効率的な保健事業を展開すること」
しかし、2019年に改訂されたガイドライン[3] では明記されていない。
ここであえて、著者が定義するならば、次の通りである。

著者の定義
地域・職域連携とは、地域住民および従業員の健康支援に携わる専門職や関係者がそれらの人々の健康保持・増進に向けて、互いに連絡を取り、協働すること。

図1　ライフステージごとの保健活動

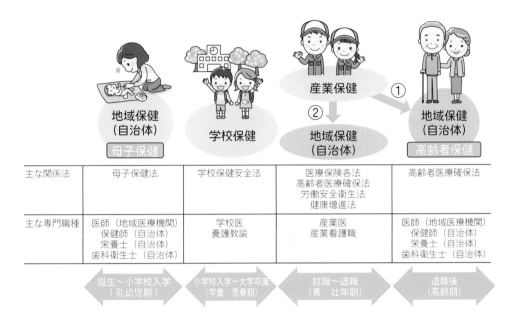

主な関係法	母子保健法	学校保健安全法	医療保険各法 高齢者医療確保法 労働安全衛生法 健康増進法	高齢者医療確保法
主な専門職種	医師（地域医療機関） 保健師（自治体） 栄養士（自治体） 歯科衛生士（自治体）	学校医 養護教諭	産業医 産業看護職	医師（地域医療機関） 保健師（自治体） 栄養士（自治体） 歯科衛生士（自治体）

| 誕生～小学校入学
（乳幼児期） | 小学校入学～大学卒業
（学童・思春期） | 就職～退職
（青・壮年期） | 退職後
（高齢期） |

移行に関する連携です。例えば、在職中に実施した健康診断に関する情報を退職後も地域保健分野で受ける健康診断につなげる、在職中に支援した産業保健スタッフから自治体保健師など地域保健関係者へ支援内容の引継ぎを行う、などの連携が挙げられます。このような地域・職域連携により従業員が切れ目のない健康支援を受けることができ、生涯を通じての健康づくりを行うことができます。今後、65歳以上の高齢期にある労働者の雇用が増えていくにつれ、退職時における地域・職域連携は益々、重要視されるでしょう。

　そして、もう一つの方向性は、図1に示した矢印②の部分、在職中における連携です。大規模事業場の多くは、産業医・産業看護職等の産業保健スタッフを雇用し、充実した産業保健活動を展開していると思われますが、我が国の9割以上を占める中小規模事業場の場合、嘱託や非常勤の形で産業保健スタッフを雇用する、もしくは全く雇用していない事業場の

保健活動にかかわる主な法律

・地域保健法
・健康増進法
・母子保健法
・学校保健安全法
・高齢者の医療の確保に関する法律（高齢者医療確保法）
・健康保険法
・国民健康保険法
・国家公務員共済組合法
・地方公務員共済組合法
・私立学校教職員共済法
・船員保険法
・労働安全衛生法（安衛法）

方が多いのが現状です。その場合、就職して退職するまでの約40年以上の長い間、専門職の支援をほとんど受けることなく、健康づくりが個々の努力のみに任されてしまうことになります。「自分の健康は自分の手で」が原則ではあっても、有効な情報や支援が得られないために健康格差が生じる可能性が考えられます。

　そこで、こうした産業保健スタッフが雇用されていない事業場であっても、例えば、人事・労務等の安全衛生担当者が簡単なコーディネーター役を務め、従業員自身が保健師等の専門職やさまざまな保健事業など、地域保健が持つ資源をうまく活用することで自身の健康づくりに取り組むことができます。これにより、これまで支援の手が届いていなかった従業員にも適切な情報を提供でき、主体的な健康づくりの環境を整備することができます。これは、産業保健分野だけでは不足する支援の補完であり、これまで健康づくりに取り組めていなかった労働者を取り込む機会にもなりますので、生涯を通じての健康づくりにもつながります。また、産業保健スタッフが雇用されているような大規模事業場であっても、難病・障がい・感染症に関すること、親の介護・子どもの不登校・虐待など、産業保健分野だけで解決することが難しい健康問題が数多く存在するでしょう。このような健康問題に対しては、地域保健との連携により共に取り組むことで有効な解決策を見出せる可能性があります。

　このように、地域・職域連携には図1の矢印①、②に示した2つの方向性があります。地域・職域連携の推進は、労働者が「自分の健康を実現する過程（健康日本21の理念）」を経る上で重要なポイントになります。

保健活動に関わる主な3つの領域

①地域保健
②職域（産業）保健
③学校保健

産業保健から地域保健への切れ目のない健康支援

①退職時のスムーズな移行
②在職中の連携

本書で用いる言葉の定義

産業保健スタッフ：産業医・産業看護職・臨床心理士・管理栄養士など、産業保健に携わる専門職。事業場内では他に、人事・労務担当者や衛生管理者が兼任している場合もあるが、本書における定義は前述の通りとする。事業場もしくは単一型健康保険組合や総合型健康保険組合等に所属する。正社員、契約社員、嘱託など雇用形態はさまざまである。

労働者：職業の種類を問わず、事業に使用される者で、賃金を支払われる者（労働基準法の定義）。本書では、一般の働く人全般を指す場合に用いる。

従業員：企業・事業所等に雇用された人々。本書では、産業保健スタッフの「健康支援対象」として表現する際に用いる。

2 地域保健とは

　産業保健スタッフの連携相手となる地域保健とは何か、また、具体的にどのような機関を指すのか、ここで整理しておきたいと思います。新社会学辞典によると、地域保健とは、「地域住民がその生活基盤のなかで自らの健康を維持・増進させ、生活の向上を図っていけるように、それに必要な保健・医療の技術を組織的に提供し、その健康的生活を支援していく一連の活動過程やシステムをいう」と記載されています[4]。地域社会において保健活動を担うのは、都道府県や市町村といった地方公共団体（表1）であり、実際の地域保健活動はこれらの地方公共団体によって設置された保健所や市町村保健センターが展開（保健センターを設置していない場合を含め、各市町村の担当課においても展開）しています（表2）。よって、地域・職域連携における産業保健スタッフの連携相手は、保健所や市町村保健センターに勤務する保健師や（管理）栄養士、歯科衛生士等の専門職および、事務担当者であることが多いと思われます。しかし、従業員やその家族が抱える健康問題は多岐にわたるため、保健所や市町村（保健センター）だけではなく、その他の地域保健福祉機関との連携が必要になることもあるでしょう。そこで、表3には地域福祉を含め、地域保健福祉に関連する主な機関について明示しました。これらの機関は、健康問題を抱える対象者にさまざまな支援を提供しています。「地域・職域連携」の言葉自体は、あくまでも地域保健と職域保健（産業保健）の連携ですが、実践現場の現状として、地域保健だけでなく地域福祉機関も含めた幅広い連携を行うことが重要と考えています。これらの関係機関のうち、どの関係機関と連携するとよいのか選択が難しい場合は、一旦、表1に示した地方公共団体の保健師等、専門職に相談してみるとよいでしょう。

memo

第Ⅰ章　地域・職域連携総論

表1　地方公共団体の種類と数

種類	要件等	地方公共団体の数
都道府県	市町村と特別区を包括する最上級の普通地方公共団体（行政区画）の総称。	1都1道2府43県（47都道府県）
指定都市	人口50万以上の市のうちから政令で指定	20市
中核市	人口20万以上の市の申出に基づき政令で指定	58市
施行時特例市	特例市制度の廃止（平成27年4月1日施行）の際、現に特例市である市	27市
その他の市町村	人口5万以上の市および、町、村	1,613市町村

出典：総務省ホームページ（2020.3.24時点）

表2　地域保健活動を担う機関

機関名	設置主体等	主な業務内容
保健所（保健福祉事務所）	地域保健法により、都道府県、指定都市、中核市その他の政令で定める市又は特別区によって設置される。福祉事務所や児童相談所と統合され、保健福祉事務所の名称を用いる地域もある。	地域保健法に規定された地域保健対策の広域的・専門的・技術的推進のための拠点である。精神保健、難病対策等の専門的業務、大規模で広域的な感染症、食中毒の他、自然災害時の危機管理などの業務を担う。
市町村（保健センター）	市町村保健センターは、地域保健法により、健康相談、保健指導、健康診査など、地域保健に関する事業を地域住民に行うための施設として、多くの市町村に設置されている。	市町村住民へ直接保健サービスを提供する。健康相談や保健指導、健康セミナー等を開催。母子保健、成人保健（健康づくり）、高齢者保健（介護を含む）等、各ライフステージに応じた健康保持・増進に関する業務を担う。

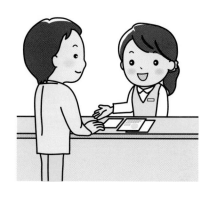

表3　地域保健福祉に関連する主な機関

機関名	設置主体等	主な業務内容
精神保健福祉センター	精神保健福祉法に規定された都道府県（指定都市）の精神保健福祉に関する技術的中核機関。	精神保健及び精神障害者福祉に関する総合的技術センターとして、地域精神保健福祉活動の拠点となり、精神保健及び精神障害者の福祉に関する知識の普及、調査研究並びに複雑困難な相談事業、保健福祉事務所（同センター含む）、市保健所、市町村等に対する技術指導、技術援助を行っている。
地域障害者職業センター	公共職業安定所との密接な連携のもと、障害者に対する専門的な職業リハビリテーションを提供する施設として、全国47都道府県に設置されている。	障害者に対して、職業評価、職業指導、職業準備訓練、職場適応援助等の専門的な職業リハビリテーション、事業主に対する雇用管理に関する助言等を実施している。
障がい者就業・生活支援センター	障害者の雇用促進等に関する法律に規定されている事業。厚生労働省や都道府県から社会福祉法人やNPO法人に委託され運営している。	障害者の身近な地域において、雇用、保健福祉、教育等の関係機関の連携拠点として、就業面及び生活面における一体的な相談支援を実施している。
知的障害者更生相談所	知的障害者福祉法に基づき知的障害者の福祉に関し都道府県に設置される機関。	知的障害者に関する問題について家庭その他からの相談に応じ、医学的、心理学的及び職能的判定を行い、並びにそれに基づいて必要な指導を行っている（対象は原則として18歳以上）。
身体障害者更生相談所	身体障害者福祉法に基づき都道府県に設置されるが、各都道府県の判断によって、保健所、福祉事務所、児童相談所、知的障害者更生相談所等の関連する相談所等との統合も可能である。	身体障害者更生相談所の業務は、身体障害者に関する相談及び指導のうち、特に専門的な知識及び技術を必要とするものを行い、医学的、心理学的及び職能的判定を行い、並びに必要に応じて補装具の処方及び適合判定を行っている（対象は原則として18歳以上）。
発達障害者支援センター	発達障害児（者）への支援を総合的に行うことを目的とした専門的機関。都道府県・指定都市自ら、または、都道府県知事等が指定した社会福祉法人、特定非営利活動法人等が運営している。	発達障害者が充実した生活を送れるように保健、医療、福祉、教育、労働などの関係機関と連携しながら、本人やその家族に対する支援を行うとともに、地域の支援体制の充実を図っている。
難病相談支援センター	難病の患者の療養生活の質の維持向上を支援することを目的とする施設で、都道府県及び指定都市に設置されている。	難病患者等の療養上、生活上の悩みや不安等の解消を図るとともに、電話や面接などによる相談、患者会などの交流促進、就労支援などを行っている。
児童相談所	児童福祉法により都道府県（指定都市を含む。）に設置されている。2006年4月からは、中核市程度の人口規模（30万人以上）を有する市を念頭に、政令で指定する市にも設置可能となった。	市町村による児童家庭相談への対応について、市町村相互間の連絡調整、市町村に対する情報の提供その他必要な援助を行う機能、および、相談、一時保護、措置機能を持っている。
地域包括支援センター	市町村が設置主体となり、保健師・社会福祉士・主任介護支援専門員等を配置している。	3職種のチームアプローチにより、住民の健康の保持及び生活の安定のために必要な援助を行うことにより、その保健医療の向上及び福祉の増進を包括的に支援することを目的とする施設である（介護保険法）。介護予防支援および、包括的支援事業（①介護予防ケアマネジメント業務、②総合相談支援業務、③権利擁護業務、④包括的・継続的ケアマネジメント支援業務）で、制度横断的な連携ネットワークを構築して実施する。

参考：厚生労働省ホームページ（2020.3.24時点）

3　これまでの国の取組みと関係法令

　地域・職域連携に関連する法律等の主な内容は、**表4**に示す通りです。1999年から連携の在り方が検討されはじめ、2001年に厚生労働省が誕生した後から急速に進められてきました。地域・職域連携については国として推進している事業であり、地域保健法や健康増進法に基づく指針の告示により法的根拠も明確です。そして、これにより、都道府県・2次医療圏ごとの地域・職域連携推進協議会の設置自体は全国各地で9割を超えるほどに進みました。しかし、実質的な連携には程遠く、2007年3月の地域・職域連携推進事業ガイドライン改訂[2]以降10年以上、大きな動きはありませんでした。

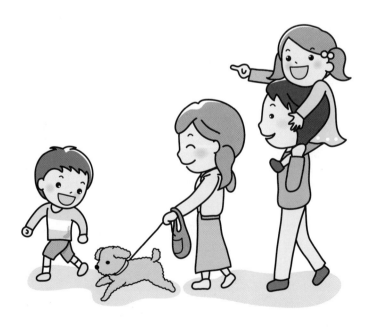

地域・職域連携推進協議会

2003年、地域保健法第4条に基づく基本指針の一部を改正する告示および、2004年、健康増進法第9条に基づく健康増進事業実施者に対する健康診査の実施等に関する指針において、都道府県・2次医療圏毎に地域・職域連携推進協議会を設置し、生涯を通じた健康づくりを継続的に支援する必要性が明記されている（詳細は**P.9 表4**参照。協議会を構成する関係機関の例は、**P.12 図2**参照）。また、国は、地域保健と産業保健の連携体制構築を目的として2005年、地域・職域連携推進事業ガイドライン（2006年、2007年、2019年改訂）を作成し、地域・職域連携推進協議会の設置を進めてきた。これにより、日本全国の各地において、地域・職域連携推進協議会が設置されている（**P.11**参照）。

2次医療圏とは

一体の区域として病院等における入院（救急医療を含む）に係る医療を提供することが相当である単位。複数の市町村から構成され、地理的条件等の自然的条件、日常生活の需要の充足状況、交通事情などの社会的条件を考慮。2020年9月時点で、全国に335の2次医療圏が設定されている。

4　地域・職域連携に関連する法律等の主な内容

年	法令発布や指針の公表など国の動き	主な内容
1999	生活習慣病予防を目的とした地域保健と職域保健の連携の在り方について検討開始	主な検討課題：①健診受診者が生活習慣、作業方法等を改善するための支援について②職域から地域・家庭を通じた一貫した健康診査等の体制について③健診データの蓄積、利用、互換性について④健康診査等の精度管理について
2000 （～2012）	21世紀における国民健康づくり運動（健康日本21）	21世紀において日本に住む一人ひとりの健康を実現するための、新しい考え方による国民健康づくり運動
（2001）	（中央省庁再編により"厚生労働省"へ）	
2002・2003	地域・職域連携共同モデル事業の実施	2年間で計11道府県でモデル事業を実施。2003年度→9道県（北海道、山形県、福島県、富山県、岐阜県、愛知県、三重県、山口県、高知県）
2003	健康増進法施行	健康増進実施事業者の連携、効果的な保健サービスの実行を促す
	地域保健法第4条に基づく「地域保健対策の推進に関する基本的な指針」の一部を改正する告示（2012年最終改正）	地域保健と産業保健の各関係団体から構成する連携推進協議会を設置し、組織間の連携を推進すること、地域保健計画等策定の際は学校保健および産業保健と連携を図り、整合性のとれた目標行動計画を立て、保健活動を推進すること、地域資源の相互活用等の効率的な実施に配慮すること（第六の四）。
2004	健康増進法第9条に基づく「健康増進事業実施者に対する健康診査の実施等に関する指針」告示	地方公共団体、健康増進事業実施者、医療機関その他の関係者は、健康診査の結果の通知等の実施に関し、健康づくり対策、介護予防及び産業保健等の各分野における対策並びに医療保険の保険者が実施する対策を講じるために、相互の連携（以下「地域・職域の連携」という。）を図ること（第三の7）
2005	地域・職域連携推進事業ガイドライン作成	地域・職域連携の基本的理念、地域・職域連携推進協議会の設置、2次医療圏協議会における連携事業の企画、連携事業の実施、評価、連携事業を推進する際の留意点等について明記。
	地域保健活動の充実強化について（各都道府県知事・各政令市長・各特別区長あて厚生労働省健康局長通知）	生活習慣病を予防するためには、個人の主体的な健康づくりへの取組が重要であり、そのためには保健事業による生涯を通じた継続的な健康管理の支援が必要である。このため、都道府県において、都道府県及び2次医療圏を単位とした「地域・職域連携推進協議会」を設置し、地域保健と職域保健の連携を全国的に推進する必要がある。
2006	地域・職域連携推進事業ガイドライン改訂	より円滑な連携事業の実施・推進を図ることを目的に検討会構成員による現地へ出向いた支援を実施（2年間に14ヵ所）、その結果等を踏まえて改訂
2007	地域・職域連携推進事業ガイドライン改訂	医療制度改革を踏まえた新たな協議会の役割について改訂
2013 （～2022）	健康日本21（第2次）	子どもから高齢者まで全ての国民が共に支え合いながら希望や生きがいを持ち、ライフステージに応じて、健やかで心豊かに生活できる活力ある社会の実現等を目指す
2019	地域・職域連携推進ガイドライン改訂	改訂ポイント：①地域・職域連携の基本的理念の再整理②地域・職域連携推進協議会の効果的運営③具体的な取り組み実施のために必要な工夫 ＊詳細は本文P.10～記載。

4 地域・職域連携推進ガイドラインと 2019年改訂のポイント

　地域・職域連携推進ガイドライン[3] は、4つの章から成り立ち、5つの資料が掲載されています（右欄）。Ⅰ章「地域・職域連携の基本的理念」には、「地域・職域連携の取組の背景と今後の目指すべき方向性」「地域・職域連携のメリット」について述べられ、地域・職域連携推進事業の意義も掲載されています（図2）。

　2019年改訂[3] の方向性として、「地域・職域連携推進協議会の開催等にとどまることなく、関係者が連携した具体的な取組の実施にまでつなげていくために必要な事項を整理する」と示されています。具体的な改訂ポイントは以下の3つです[5]。

①地域・職域連携の基本的理念の再整理

- 在住者や在勤者の違いによらず、地域に関係する者への地域保健と職域保健が連携した幅広い取組みの促進（地域・職域連携によるポピュレーションアプローチの強化）
- 多様な関係者がメリットを感じられるような健康に関する取組みの推進（健康経営を通じた生産性の向上等）
- 支援が不十分な層（退職者、被扶養者、小規模事業場）への対応促進

②地域・職域連携推進協議会の効果的運営

- 事務局機能の強化による協議会の効果的運営の促進
- 各関係者の役割期待の明確化による、積極的参画の促進
- 他の健康関係の協議会等との連携の在り方の明確化による、さらなる効果的な連携の促進（都道府県健康増進計画に係る協議会、保険者協議会、地域版日本健康会議、地域両立支援推進チーム等）

③具体的な取組み実施のために必要な工夫

- 「実行」を重視した、柔軟なPDCAサイクルに基づいた事業展開の促進

地域・職域連携推進ガイドライン（2019年改訂）

4つの章

Ⅰ　地域・職域連携の基本的理念
Ⅱ　地域・職域連携推進協議会の効果的な運営
Ⅲ　地域・職域連携の企画・実施
Ⅳ　具体的な取組に向けた工夫

5つの資料

資料1
　地域・職域連携協議会（二次医療圏）活動状況報告書
資料2
　他の健康関係の協議会等との連携の在り方
資料3
　地域・職域連携推進協議会の成長イメージ
資料4
　地域・職域連携推進事業のスケジュール管理の例
資料5
　地域・職域連携推進事業の具体的取組例
（詳細については、
Check! 巻末資料③）

- 地域・職域連携推進に向けた共通理解と現場レベルでの連携促進
- 地域特性に合わせた効果的な事業展開に向けたデータ活用の促進
- リソースの相互共有・活用等の促進による効率的・効果的な取組の実施

　先に述べた通り、厚生労働省は、保健所などの自治体が主体となり都道府県ごとや2次医療圏ごとに地域・職域連携推進協議会の設置を進めるよう推進してきました。2017年、厚生労働省が実施した調査では、都道府県97.9%、2次医療圏・保健所100%、保健所設置市・特別区94.8%と高い割合での協議会設置が確認されています。しかし、その開催回数は年1回が大半を占めており、構成機関・団体が相互間で連携した取組みを実施するまでには至らず、情報共有にとどまっている等の課題が挙げられています[6]。よって、2019年の改訂では、地域・職域連携推進協議会の開催等にとどまらず、実際に関係者が連携した地域・職域連携推進のための具体的な取組みを実現するため、必要な事項を整理しています。また、在住者だけでなく行政区内の勤務者（以下、「在勤者」と示す）も地域保健活動の対象として受け入れるような幅広い取組みの促進や、事務局機能の強化による都道府県協議会、2次医療圏協議会の効果的な運営方策、具体的な取組み実施のために必要な工夫についても記載されています。

memo

図2　地域・職域 連携推進事業の意義 [3]

（地域職域連携推進ガイドラインより抜粋）

地域・職域連携推進協議会

地域

【取組（例）】
●特定健診・保健指導
●健康増進法に基づく健（検）診（がん検診等）
●健康教育・保健指導　等

【関係機関（例）】
・都道府県　　・看護協会
・市区町村　　・栄養士会
・医師会　　　・国民健康保険団体連合会
・歯科医師会　・住民ボランティア　等
・薬剤師会

連携

課題・取組の共有

職域

【取組（例）】
●特定健診・保健指導
●労働安全衛生法に基づく定期健診
●ストレスチェック
●両立支援　等

【関係機関（例）】
・事業場　　　　　・産業保健総合支援センター
・全国健康保険協会・地域産業保健センター
・健康保険組合　　・地方経営者団体
・労働局　　　　　・商工会議所
・労働基準監督署　・商工会

地域・職域連携のメリットの共通認識

1）効果的・効率的な保健事業の実施
（1）地域及び職域が保有する健康に関する情報を共有・活用することにより、地域全体の健康課題をより明確に把握することが可能となる。
（2）保健サービスの量的な拡大により対象者が自分に合ったサービスを選択し、受けることができる。
（3）保健サービスのアプローチルートの拡大に繋がり、対象者が保健サービスにアクセスしやすくなる。
（4）地域・職域で提供する保健サービスの方向性の一致を図ることが可能となる。

2）これまで支援が不十分だった層への対応
（1）働き方の変化やライフイベント等に柔軟に対応できる体制の構築により、生涯を通じた継続的な健康支援を実施することが可能となる。
（2）被扶養者等既存の制度では対応が十分ではない層へのアプローチが可能となる。
（3）小規模事業場（自営業者等も含む）等へのアプローチが可能となり、労働者の健康保持増進が図られる。

PDCA サイクルに基づいた具体的な取組

（1）現状分析
（2）課題の明確化・目標設定
（3）連携事業のリストアップ
（4）連携内容の決定及び提案
（5）連携内容の具体化・実施計画の作成
（6）連携事業の実施
（7）効果指標並びに評価方法の設定

目指すところ

健康寿命の延伸や生活の質の向上　　生産性の向上　　医療費の適正化

地域・職域連携の必要性

　労働者を取り巻く社会状況は刻々と変化しています。それに伴い、産業保健のあり方も変化を求められていますが、専門職のマンパワーをはじめ、限られた資源の中で、できることとは何でしょうか。著者は、産業保健スタッフが従業員やその家族の抱える健康問題を解決に導く時、一つの方策として地域保健との連携があると考えています。以下、社会状況の変化とそれによって生じる労働者と家族の健康問題から、地域・職域連携の必要性について述べます。

1 労働者の高齢化と両立支援

　皆さんは「この事業場も高齢の従業員が増えたなぁ」、「最近、転倒災害の件数が増えているのはなぜだろう？」と思ったことはないでしょうか。高齢化の問題は、労働者の親や親族に限らず、いまや、労働者自身の問題にもなっています。2012年、「高齢者等の雇用の安定等に関する法律」[7] が改正されて以降、定年延長や退職者の再雇用が推進されています。2013年、「治療と職業生活の両立等支援対策事業」による企業を対象とした調査[8] では、疾病を理由として1カ月以上連続して休業している従業員がいる企業の割合は、メンタルヘルス不調38％、悪性新生物21％、脳血管疾患12％です。しかし、今後、労働者の平均年齢が上がるにつれ、悪性新生物や脳血管疾患だけでなく、さまざまな基礎疾患を持つ労働者の割合が高くなることが予測できます。このような実態を踏まえ、労働者が疾病や何らかの障がいを抱えていても離職せず働けるよう、2016年、「事業場における治療と仕事の両立支援のためのガイドライン」が示されました（2020年3月改訂版公表）[9]。これは、適切な就業上の措置や治療に対する配慮を行い、治療と仕事が両立できるように

高齢者等の雇用の安定等に関する法律

1971年に制定。2012年の改正では主に以下の内容が改正された。
1. 継続雇用制度の対象者を限定できる仕組みの廃止（継続雇用制度の対象となる高年齢者につき事業主が労使協定により定める基準により限定できる仕組みを廃止する）
2. 継続雇用制度の対象者を雇用する企業の範囲の拡大（継続雇用制度の対象となる高年齢者が雇用される企業の範囲をグループ企業まで拡大する仕組みを設ける）
3. 義務違反の企業に対する公表規定の導入（高年齢者雇用確保措置義務に関する勧告に従わない企業名を公表する規定を設ける）

することを目的としています。

　また、高年齢労働者が増えることによる懸念は、基礎疾患を持つ労働者の増加だけではありません。労働災害をみると[10]、全体に占める「60歳以上」の者の割合は、1989年の12%から2015年には23%へ倍増しており、今後も増加が予測されます。この状況を受けて、中央労働災害防止協会は2017年、「高年齢労働者の活躍促進のための安全衛生対策－先進企業の取組事例集－」[10]を公表し、先進的な取組みを参考に各事業場での配慮事項を再認識することを推奨しています。

　このように、労働者の高齢化により様々な健康問題および、労働災害の増加が懸念され、「事業場における治療と仕事の両立支援のためのガイドライン」[9]にも示されている通り、産業保健スタッフは多職種・多機関との連携により、今まで以上に視野を拡げ労働者の支援に取り組むことが求められています。これまでは、退職後、数年から数十年は地域で元気に個人生活を満喫し、その後、徐々に身体機能が衰え、その結果、介護認定を受けていた方々が、これからは退職と介護認定が同時期というようなケースも増えてくる可能性があるのです。その際、地域保健が持つ資源を有効に活用し、スムーズに地域保健へ移行できるよう、退職時における専門職間での引継ぎや労働者、家族への情報提供等は欠かせないと考えます。

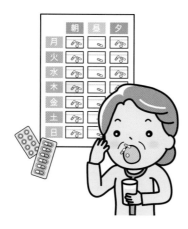

4.高年齢者雇用確保措置の実施及び運用に関する指針の策定（事業主が講ずべき高年齢者雇用確保措置の実施及び運用に関する指針の根拠を設ける）

5.その他（厚生年金〈報酬比例部分〉）の受給開始年齢に到達した以降の者を対象に、基準を引き続き利用できる12年間の経過措置を設けるほか、所要の規定の整備を行う。

事業場における治療と仕事の両立支援のためのガイドライン

事業場が、がん、脳卒中などの疾病を抱える方々に対して、適切な就業上の措置や治療に対する配慮を行い、治療と仕事が両立できるようにするため、事業場における取組などをまとめたもの。2020年3月、改訂版が公表され、厚生労働省のホームページよりダウンロード可能である。本ガイドラインは以下の項目から成り立っており、参考資料に様式例集も添付されている。

1.治療と仕事の両立支援を巡る状況
2.治療と仕事の両立支援の位置づけと意義
3.治療と仕事の両立支援を行うに当たっての留意事項
4.両立支援を行うための環境整備（実施前の準備事項）
5.両立支援の進め方
6.特殊な場合の対応

事例
Ⅲ章#3高齢者保健P.70

2　親の高齢化と介護問題

　我が国の平均寿命は男性81.25歳、女性87.32歳であり[11]、人生100年時代といわれるようになりました。そして、日本の高齢化率は28.4％[12]、要支援・要介護認定者数は659万人[13]を超え、年々増加の一途をたどっています。また、全介護者の55.2％が働きながら介護をしている状態であり[13]、年代的には管理職など、職場で重要なポストを任される労働者である場合が少なくありません。そして、昨今、その労働者が年間10万人前後、介護離職をしている状況が続いています[14]。さらに、共働き世帯数が年々増加している[15]ことを考慮すると、労働者の中には夫婦共働きで育児をしながら親の介護を担う、という過酷な生活状況も生じています。

　最近、現場の産業看護職からも、「健康相談や保健指導の場で親の介護問題に触れることが増えてきた」と聞きます。これからの時代、親の介護問題は益々、増加することが予測できます。親の介護による労働者の休職、離職を防ぐだけでなく、これらの心配を胸に秘めて仕事をすることで集中力が低下したり、注意力が散漫になり、生産性の低下や労働災害を引き起こすことを予防するという視点も必要となってきます。そのために産業保健スタッフには「適切な地域保健の担当部署へつなぐ」という役割も担って欲しいと思います。

従業員とのふとした会話から介護問題に関する支援へ

「離れて暮らす父親がどこかに出かけると、道に迷ってスムーズに自宅に帰れないことがあるらしい。ちゃんと帰宅できているか、毎日、心配だ」
「最近、母親が作る食事の味付けがいつもと違う。料理の手順がわからなくなることもあるようだ」
従業員はあなたと立ち話をしている時、さりげなくこのような話題を口にするかもしれない。この声を聞いた時、「それは心配ですね」だけで済ませるか、それとも「介護保険はすでに申請していますか?」、「住所地を担当する地域包括支援センターはおわかりですか?」、「市町村のホームページを一緒に見てみますか?」というような、もう一歩踏み込んだ質問をすることができるか。あなたとの会話で意図的に介護の話題を口にした従業員にとって、後者の言葉がどれだけありがたいか、あなた自身がイメージできることが重要。

3　新型感染症対策

　近年、SARS（重症急性呼吸器症候群）、新型インフルエンザ、新型コロナウイルス感染症など新たな感染症（新興感染症）や既知の病原体による疾患が問題となる再興感染症など、感染症に関する問題は産業保健領域においても重要な課題となっています。特に、感染症対策において、公衆衛生行政の第一線である保健所との連携は欠かせません。

　例えば、近年の風しんの流行に伴い、風しんの感染拡大を防止し、先天性風しん症候群の発生を予防するため、妊娠を希望する女性やそのパートナーおよび、風しん抗体価の低い年代の男性にも対象を拡大して風しん抗体検査を受けることが推奨されています。保健所を始め、各自治体は、いわゆる働き盛りの世代である男性へこのような情報提供を徹底したくても、市のホームページや市報による広報、各対象者への郵送通知以外に有効な周知方法を持ち合わせていない地域が多いのが現状です。しかし、日頃から、地域・職域連携の体制が構築されていれば、その関係性を用いて有効な周知が可能となります。

　また、新型インフルエンザ対策においても国土交通省危機管理室は、2010年、「事業者における新型インフルエンザ事業継続計画策定の手引き」[16] を公表しました。新型インフルエンザが流行した場合でも民間事業者等が必要な業務等を継続し、社会・経済を破綻に至らせないよう備えることを推奨しています。

　2020年、新型コロナウイルス感染症が流行し、事業場内での予防体制や陽性者・濃厚接触者への対応等に関して検討した産業保健スタッフも多いと思います。IT環境の充実により、厚生労働省や日本産業衛生学会等から提供される情報をタイムリーに収集できるようになり、それらの情報を様々な体制構築の根拠として用いたかと思います。しかし、管轄保健所や近隣市町村が持つ事業場所在地に特化した情報

事例
Ⅲ章 #5 その他（1）感染症対策における保健所との連携事例 P.84

資料
厚生労働省では、新型コロナウイルス感染症の特設ページで、日々情報を提供しています（2021年5月現在）。
http://www.mhlw.go.jp

については収集できたでしょうか。各市町村毎の陽性者数の推移程度であれば、自治体のホームページから容易に情報を得ることが可能です。しかし、陽性者が多い年代、主な感染理由等、その地域における流行の特徴はどうでしょう。日頃から近隣の地域保健関係者と顔の見える関係を築けていたら、地域保健関係者が今、事業場として取り組んで欲しいと思うことも含め、タイムリーに情報を共有し、早い段階で予防対策に取り組むことが可能になります。

　結核患者発生時における接触者健康診断の対象範囲の検討等のための保健所との連携、といった従来型の感染症に対応する際に限らず、これからは、新型感染症対策における地域・職域連携が必要な時代なのです。

memo

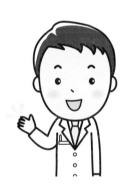
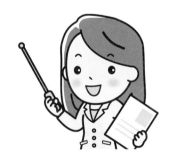
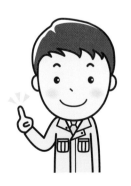

コラム 感染症対策における地域・職域連携の必要性〜行政の立場から考える〜

　令和2（2020）年2月10日から、平塚保健福祉事務所は、帰国者・接触者相談センターとして、本格的稼働を開始し、日々多くの県民の方々から、新型コロナウイルス感染症の相談を受け、必要な方を帰国者・接触者外来につなぐという日々が続いている。そして、陽性者が発生した場合には、積極的疫学調査や入院調整、濃厚接触者の特定や健康観察等、多忙な日々を送っている。

　「予防」を生業として40年近く仕事をしている保健師として、今私が一番必要性を感じているのが地域・職域連携である。日々の相談の中で、症状があって受診調整をすることも多くあるが、次に多い相談内容として「検査をして陰性の確認が取れないと仕事ができない」、「職場で、陽性者が出た場合にはどうすればよいのか」、「今できる職場の環境調整による予防策はあるのか」など個人的な相談だけではなく、職場での健康管理を担当する立場からの相談が寄せられる。私はこのような電話が入ると「やった！」と思ってしまう……。相談内容の回答だけでなく、このチャンスをとらえて、保健所で日々の業務としての感染症業務、予防の基本的な考え方、職場の管理者として必要なことなど、ついつい電話が長くなってしまう。また、時にかかってくる電話には、当所で実施した地域・職域連携に関する研修に参加してくれた看護職や関係者からの連絡もある。こうした連絡は、これまでの取組みの中で、信頼を得られている感触を実感できる大変うれしい瞬間である。その中から、地域・職域連携の課題や必要なテーマなど次の一手を考えることにつながってくる。

　"コロナショック"の中で、感染症予防にとどまらず、企業としては今後の経営も含めて厳しい局面に対峙していくこととなる。感染の予防のための働き方、職場の環境調整も含めて、今後、従業員やその家族のことを視野に入れた健康管理を考えてもらえるような支援をどのようにしていくのかなど、あらたな、多岐にわたる多くの課題について、地域の関係者の方々と検討していきたいと考えている。

元 平塚保健福祉事務所 保健福祉部 部長 彦根倫子〈保健師〉

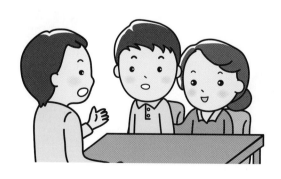

4　精神保健対策

「治療と職業生活の両立等支援対策事業」による調査[8]において、４割近い企業が「メンタルヘルス不調を理由として１カ月以上連続して休業している従業員がいる」と回答しています。2019年、厚生労働省の中央労働災害防止協会は、「心の健康問題により休業した労働者の職場復帰支援の手引き」を改訂[17]しました。職場復帰プログラムの策定や関連規程の整備を行い、心の健康問題で休業している労働者が円滑に職場復帰できるよう休業から復職までの流れをあらかじめ明確にすることを求めています。

このような職場復帰プログラムに沿って順調に経過し復職できるケースはよいのですが、止むなく退職を選択しなければならないケースも少なからずあります。その場合、会社としてはこの従業員が退職すれば関係が切れます。しかし、自傷他害の恐れがある、治療の継続が困難などの懸念がある場合、何の対処もせずに退職させることに産業保健スタッフ自身が不安を感じることもあるでしょう。そのような場合、地域の精神保健福祉センターや保健所や市町村への精神保健担当保健師につなぐことも一つの方法です。また、アルコール依存症のケースでは、地域で開催している断酒会につなぐことも有効な手段となります。さらに、従業員の配偶者や子どものメンタルヘルス不調についても地域保健との連携により解決策が見出せると考えます。

「妻のメンタルヘルス不調が続いており、就業中、自宅でどう過ごしているか心配」、「最近、隣近所とのトラブルが絶えないようで、どうも妻の行動や表情が普段と違う」、「娘が友人関係のストレスから拒食症になってしまった」など、家族のメンタルヘルス不調が原因で悩む従業員がいたらどうでしょうか。それを"家族の問題"として見過ごしていると、業務に集中できないことからその従業員の生産性は低下し、労働災害を引き起こす原因にもなりかねません。状況を確認

第Ⅰ章　地域・職域連携総論

心の健康問題により休業した労働者の職場復帰支援の手引き

2019年３月、改訂版が公表され、厚生労働省のホームページよりダウンロード可能である。本手引きは、心の健康問題により休業した労働者の職場復帰支援に関する基本的な考え方を始め、職場復帰支援の流れ、職場復帰支援の第１～第５ステップなどについて具体的に示されており、職場復帰支援事例、休職から職場復帰に関わる就業規則の一例などについてもまとめられている。

連携先

・精神保健福祉センター
・保健所
・市町村
・断酒会

の上、従業員を通じてアドバイスやサポートを行いながら、（従業員家族である）本人を適切な医療機関へつなぐ必要があります。しかし、本人が受診に承諾しない場合など、地域保健関係者と連携し、対処方法を検討することも有効です。

事例
III章 #4 精神保健 P.73

コラム　地域・職域連携を必要とする職場事情

　　少子超高齢化に伴う労働力不足、財政問題、年金支給年齢の引き上げなどの問題を背景に、職場の高齢化が加速している。今や65歳まで働くことは当たり前で、元気であれば70歳までの就労が求められる時代である。それに伴い、両立支援（自身の病気と仕事の両立）の機運が高まる中、従業員自身が大きな病気（がん、脳血管障害など）を持ちながら就労するケースが非常に多くなり、在職中から地域職域連携の必要なケースが増えつつある。

　　また、さらに切実なのは親の介護（認知症、がん、脳血管障害、ロコモティブシンドロームなど）の問題である。少子高齢化の中、一人の従業員にのしかかる負担は極めて重い。前述の両立支援とは別に、「仕事と介護の両立支援」を行っていくに際し、地域職域連携が必要な場面が急増している。

　　結婚を選ばない従業員も多いし、晩婚化も進み、結婚しても子どもができない、持たない家庭も増えている。仮に子どもがいたとしても少人数であり、子どもや親族だけで親の面倒を見るのは非常に難しい時代となっている。

　　上記に加え、子どもの病気、適応障害や発達障害、パラサイトの問題など、「親のこと、自身のこと、子どものこと」と、3つの課題が同時期に重なることもあり、企業内から見ても地域と職域の連携が強く求められる時代になっているように思う。

　　それほど大袈裟な話ではなく、お互いの組織を知る、仕事を知ることより、些細な地域職域連携は始められると思う。公衆衛生学的には、「母子保健（地域保健）⇒学校保健⇒産業保健（地域保健）⇒地域保健」というのが一般的な流れではあるが、この垣根を低くしたり取り払ったりして行かないと、各分野での行き詰まりが生じることは容易に想像できる。

　　掛け声だけでなく、地域保健に関わる者も産業保健に関わる者も、世の中の変化を感じ、お互いにその自覚を持ち、ハードルを下げ、一歩踏み出すことが必要な時代なのだと思う。

富士電機株式会社　東京工場　健康管理センター　堀川直人〈産業医〉

5 健康経営の視点

　2019年9月に改訂された地域・職域連携推進ガイドライン[3]には、連携のメリットとして健康経営を推進できた例が掲載されています。この例では、地域・職域連携推進協議会において、全国健康保険協会の県支部と協定を結んで、健康経営を行う事業所の独自の登録・認定制度を創設しています。登録事業所には保健所保健師が訪問して、「事業所の健康診断シート」に基づいて職場での取組みに対し助言を行い、金融機関や商工会議所と協働で健康経営をサポートする健康経営セミナーを各地域で実施しています。

　上記の例は、その地域独自で健康経営の登録・認定制度を創設したものでしたが、一般的には、経済産業省の健康経営優良法人認定制度があります[18]。これは、地域の健康課題に即した取組みや日本健康会議が進める健康増進の取組みをもとに、特に優良な健康経営を実践している大企業や中小企業等の法人を顕彰する制度です。この制度では、大規模の企業等を対象とした「大規模法人部門」と、中小規模の企業等を対象とした「中小規模法人部門」の2つの部門により、それぞれ「健康経営優良法人」を認定しています。常時、産業保健スタッフを雇用している大規模事業場においては、独自の資源を活用して認定を受けることも可能でしょう。しかし、嘱託産業医を月に1〜2回雇用している、もしくは産業医・産業看護職を雇用していないような中小規模事業場にとっては、独自の資源のみで健康経営を推進し、この認定を受けるのはかなり難しいことかと思います。そこで、地域保健が持つ資源をフルに活用して健康経営を推進してみてはいかがでしょうか。巻末資料④ P.107 に、大規模法人部門、中小企業法人部門それぞれの「健康経営優良法人 2021 認定要件」を掲載していますので、参考にしてみてください。

健康経営

健康経営とは、従業員等の健康管理を経営的な視点で考え、戦略的に実践することである。また、企業理念に基づき、従業員等への健康投資を行うことは、従業員の活力向上や生産性の向上等の組織の活性化をもたらし、結果的に業績向上や株価向上につながると期待される[19]。経済産業省では、健康経営に係る各種顕彰制度として、2014年度から「健康経営銘柄」の選定、2016年度には「健康経営優良法人認定制度」を創設している。経済産業省のホームページには、健康経営の推進について、その概要が記載されている[20]。

「健康経営銘柄」とは、優れた健康経営を実践している企業を、東京証券取引所の上場企業33業種から、経済産業省と東京証券取引所が共同で各業種につき原則1社ずつ選定するもの[19]。

「健康経営優良法人認定制度」の目標は、健康経営に取り組む優良な法人を「見える化」することで、従業員や求職者、関係企業や金融機関などから「従業員の健康管理を経営的な視点で考え、戦略的に取り組んでいる法人」として社会的に評価を受けることができる環境を整備することである[18]。

参考文献

1) 厚生労働省，健康日本 21（総論）
https://www.mhlw.go.jp/www1/topics/kenko21_11/s0.html
2) 厚生労働省，地域・職域連携推進事業ガイドラインー改訂版ー，地域・職域連携支援検討会，2007
https://www.mhlw.go.jp/bunya/kenkou/seikatsu/pdf/ikk-h.pdf
3) 厚生労働省，地域・職域連携推進ガイドラインー改訂版ー，これからの地域・職域連携推進の在り方に関する検討会，2019
https://www.mhlw.go.jp/stf/newpage_06868.html
4) 森岡清美，塩原勉，本間康平（編集代表），新社会学辞典，P993，株式会社有斐閣，1993
5) 厚生労働省，地域・職域連携推進ガイドラインの改訂のポイント，これからの地域・職域連携推進の在り方に関する検討会，2019
https://www.mhlw.go.jp/content/10901000/000549870.pdf
6) 厚生労働省健康局健康課保健指導室 .2017.「地域・職域連携推進協議会の設置及び実施状況」の調査結果
https://www.mhlw.go.jp/file/05-Shingikai-10901000-Kenkoukyoku-Soumuka/0000188312.pdf
7) 厚生労働省,高年齢者雇用安定法の改正〜「継続雇用制度」の対象者を労使協定で限定できる仕組みの廃止〜，2012
https://www.mhlw.go.jp/seisakunitsuite/bunya/koyou_roudou/koyou/koureisha/topics/tp120903-1.html
8) 厚生労働省，「平成 25 年度治療と職業生活の両立等支援対策事業」アンケート調査
https://www.mhlw.go.jp/new-info/kobetu/roudou/gyousei/anzen/dl/140328-01.pdf
9) 厚生労働省 .2018. 事業場における治療と仕事の両立支援のためのガイドライン
https://www.mhlw.go.jp/content/11200000/000490701.pdf
10) 中央労働災害防止協会，高年齢労働者の活躍促進のための安全衛生対策ー先進企業の取組事例集ー，2017
https://www.mhlw.go.jp/file/06-Seisakujouhou-11300000-Roudoukijunkyokuanzeneiseibu/0000156037.pdf
11) 厚生労働省，平成 30 年簡易生命表の概況
https://www.mhlw.go.jp/toukei/saikin/hw/life/life18/dl/life18-15.pdf
12) 総務省統計局，統計からみた我が国の高齢者ー「敬老の日」にちなんでー，2019
https://www.stat.go.jp/data/topics/topi1211.html
13) 厚生労働省，平成 29 年度介護保険事業状況報告（年報），2019
https://www.mhlw.go.jp/topics/kaigo/osirase/jigyo/17/index.html
14) 総務省統計局，平成 29 年就業構造基本調査，2017
https://www.stat.go.jp/data/shugyou/2017/index.html
15) 男女共同参画局，男女共同参画白書（概要版）平成 30 年版，2018
http://www.gender.go.jp/about_danjo/whitepaper/h30/gaiyou/html/honpen/b1_s03.html
16) 国土交通省危機管理室，事業者における新型インフルエンザ事業継続計画策定の手引き，2010
https://www.mlit.go.jp/common/000125327.pdf
17) 厚生労働省，改訂 心の健康問題により休業した労働者の職場復帰支援の手引き〜メンタルヘルス対策における職場復帰支援〜，2019
https://www.mhlw.go.jp/new-info/kobetu/roudou/gyousei/anzen/dl/101004-1.pdf
18) 経済産業省，健康経営優良法人認定制度
https://www.meti.go.jp/policy/mono_info_service/healthcare/kenkoukeiei_yuryouhouzin.html
19) 経済産業省，健康経営の推進
https://www.meti.go.jp/policy/mono_info_service/healthcare/kenko_keiei.html
20) 経済産業省，健康経営の推進の概要，2020
https://www.meti.go.jp/policy/mono_info_service/healthcare/downloadfiles/180710kenkoukeiei-gaiyou.pdf

第Ⅱ章

地域・職域連携各論

#1 産業保健スタッフによる地域保健との連携の実践

本章 #1 1〜4 および、#4 については、「産業看護職のための地域保健との連携マニュアル」（JSPS 科研費 JP15K11867 の助成により作成）より抜粋（一部改変）して掲載しています。

1　地域保健と連携する時ってどんな時？

　あなたは、これまでの産業保健活動において、この健康問題を産業保健領域だけで解決するのは難しい……と感じた経験はありませんか？　従業員やその家族のこと、産業保健活動全般に関わることなど、さまざまな場面が考えられます。例えば、難病や障がいなど自宅での生活にも目を向ける必要があるような従業員や、親の介護や育児の問題を抱える従業員から相談を受けた時かもしれません。また、もっとさまざまな産業保健活動に取り組みたいと思うけれど、産業保健スタッフはあなた一人しか配置されておらず、専門職のマンパワーが足りないことから、思うように産業保健活動の企画が立てられない時かもしれません。右欄に産業保健領域だけで解決するのが難しいと思われる状況や活動の例を挙げました。

　このような全ての場面において、地域保健との連携の機会があり、地域保健と連携することで、従業員が抱えている健康問題の解決の糸口を従業員自身がつかむことができる可能性があります。産業保健スタッフはあくまでもそのための支援をするのであって、何から何まで率先して動く訳ではありません。つまり、地域保健との連携といっても、産業保健スタッフが従業員に適切な地域保健情報を提供できれば、地域保健関係者への連絡は従業員自身が行い、すんなりと健康問

産業保健領域だけで解決するのが難しい状況や活動の例

【従業員本人のこと】
○従業員がメンタルヘルス不調で休職中。産業保健スタッフとして、休職中の生活の様子も把握したいのだが、連絡がつかず、情報が入らない。
○従業員が若年性アルツハイマー病を発症し、治療しながら勤務している。今後は退職に向けた支援も必要となるが、地域での生活支援に関する助言が欲しい。

【従業員の家族のこと】
○従業員の家族がメンタルヘルス不調により、隣近所に迷惑を掛けているらしい。従業員は就業中、それを思うと心配で仕事が手に付かない様子。

題の解決に向かう場合もある訳です。

　地域保健との連携自体をあまり重く受け止めず、できることから始めてみてはいかがでしょうか。次の項では、連携の実際について具体的に記していますので、参考にしてみて下さい。

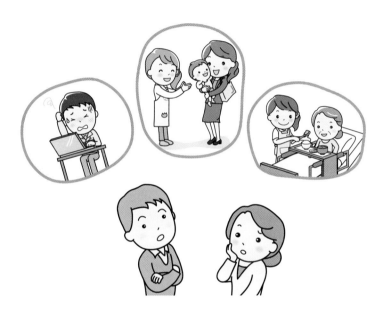

○従業員の親が認知症でひとり歩き中に道に迷うことが頻繁にあるらしい。しかし、遠方に住んでいるため、従業員は親の日頃の様子がわからないため不安で仕事が手に付かない様子。

○従業員とその妻が子どもの言語発達遅滞で悩んでいるが、適切な地域保健サービスにつながっていないようで、どうしたらよいかわからない様子。

【産業保健活動全般】

○健康診断のデータを分析してみたら、若い世代の肥満者が多く、その世代への食事指導にもっと力を入れたいけれど、産業保健スタッフは自分一人であり、自身の知識と技術だけでは少し不安だと感じている。

○メンタルヘルス不調や自殺予防対策にも積極的に取り組みたいけれど、産業保健スタッフは自分一人であり、自身の力だけでは難しいと感じている。

第Ⅱ章 地域・職域連携各論

2　連携実施の前にできること

　産業保健領域だけでは解決できない相談を従業員から受けた時、社内だけでは足りない専門職のマンパワーを借りたい時など、地域保健との連携の必要性を感じるタイミングは突然やってくるかもしれません。そんな時に慌てなくてすむように、日頃から連携の準備を整えておくことが大切です。連携の準備や取組みとしては、次の①～③が挙げられます。

①日頃から地域保健情報を収集する

　地域保健情報は、各自治体によってその内容が異なります。従業員やその家族は事業場所在地のみに住んでいる訳ではありませんから、当然、事業場所在地の地域保健情報だけでは役立たないこともあります。ただ、自治体の課名や業務内容は似通っていることが多く、特に法律に基づいて実施されている保健事業は共通しています。よって、日頃からこれらの地域保健情報を収集し目を通しておくと、異なる自治体のホームページを検索して内容を見た場合も容易に理解できると思われます。ベースとなる地域保健情報として、まずは事業場所在地の情報を集めてみましょう。

　日頃から収集しておくと役立ちそうな地域保健情報にはどのようなものがあるでしょうか？　右欄に基本的な情報の種類を挙げましたので、参考にしてみて下さい。

　では、これらの地域保健情報はどのようにして入手したらよいのでしょうか。著者がこれまでにお会いした、地域保健との連携に積極的に取り組んでいる、主に産業看護職（以下、「連携経験者たち」と記す）は、次のような手段で地域保健情報を入手しているようです。

日頃から収集しておくと役立つ地域保健情報

○事業場所在地の自治体（市区町村）の組織やその業務内容
・特に家族の相談に備え、母子保健、高齢者保健、介護保険、障がい者関連の担当課の名称

○成人期の健康づくり
・がん検診に関する情報
・従業員自身が参加できそうな保健事業
〈例：肥満解消のエクササイズ教室、歴史散策を兼ねたウォーキング教室、等〉

○母子保健
・両親学級の開催、産後ケア事業、乳幼児健康診断とそのフォロー教室の開催
・乳幼児家庭訪問や育児相談の実施・開催
・多胎児を持つ親を対象とした育児教室等の開催
・児童虐待防止対策の実施状況
・不妊症・不育症に関する相談や治療費の助成
・小児慢性特定疾患に関する相談や治療費の助成

○介護保険を含む高齢者保健
・介護保険の申請と認定の仕組み
・地域包括支援センターの所在地と担当地域

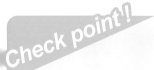

▶ ▶ ▶ 既に取り組んでいる、もしくは、今回、取り組んだ項目について、□に✓を入れましょう！

地域保健情報を収集する手段

□ 保健所（保健福祉事務所）や自治体（市町村）のホームページを閲覧する。

□ 自治体の広報誌や自治体が作成する健康づくりカレンダー（健康診断スケジュールやイベント日程を記載したもの）、フリーペーパー等を市町村役場、公民館、スーパー・コンビニ等でもらい、閲覧する。

□ 事業場所在地、またはそれ以外の自治体で開催される保健事業に自ら参加して情報を収集する。

□ 地域保健関連の学会や研修会へ積極的に参加して情報を収集する。
（例：日本公衆衛生学会、日本公衆衛生看護学会、日本地域看護学会、全国保健師活動研究集会、等）

□ 自治体主催の会議や委員会を傍聴して情報を収集する。
（例：地域・職域連携推進協議会）

□ これまでに知り合った地域保健関係者に直接、連絡し情報を収集する。

・ひとり暮らし高齢者、高齢夫婦世帯、寝たきり高齢者、認知症高齢者に関する支援内容
・成年後見制度の利用方法

○精神保健※
・精神保健福祉相談の開催
・デイケア・生活教室の開催
・メンタルヘルス講習会の開催や自殺予防対策関連のイベント開催
・自立支援に関する情報
・就労支援のサポートセンターに関する情報
・精神障害者保健福祉手帳の申請方法

※精神保健福祉業務については、2002年4月から保健所から市町村に業務が移管されているが、その後も保健所（保健福祉事務所）は精神保健福祉相談の開催や危機介入的な家庭訪問など専門的な相談・指導を市町村および精神保健福祉センターと連携し実施している。地域によって異なるが、精神保健相談の場合、保健所（保健福祉事務所）が直接的な窓口になる場合も多いので、相談窓口がどこなのか事前に確認しておくとよい。

②地域保健関係者との関係性を築く機会を持つ

　地域保健関係者との関係性を築くには、まず、お互いの顔を知ることが大切です。では、どのようにして顔を知れば、逆に自分の顔をどうやって売ればよいのでしょうか。連携経験者たちは次のような取組みをしています。

　これらの行動を見ると、「行動力のある人たちだなぁ……」と思われる方も多いかと思います。しかし、勇気を出してその一歩を踏み出してみてください。できれば、事業場所在地の地域保健関係者と顔見知りになれることが望ましいのです

第Ⅱ章　地域・職域連携各論

Check point!!

▶ ▶ ▶ 既に取り組んでいる、もしくは、
今回、取り組んだ項目について、
□ に ✓ を入れましょう！

顔の見える関係作りのための取組み

- □ 保健師が所属する自治体の部署へ名刺を持って挨拶に行く。
- □ 地域保健関連の学会に参加し、積極的に名刺交換をする。
- □ 自治体で開催されている保健事業にまずは産業保健スタッフ自身が参加し、自治体保健師等へ声を掛け、顔つなぎをする。
- □ 電話１本で済む用件でも、その後、改めて自治体の関係部署へ出向き、顔つなぎをしておく。

が、そうではないとしても、何かの折に相談できる関係性を、ある保健師一人と築いておけば、その保健師を窓口に担当課を探し当てたり、有効なアドバイスをもらえる可能性が高いと思います。また、地域保健関係者にこちらから積極的に関わり、産業保健について知ってもらう機会を持つことも大切です。連携経験者たちは、"地域保健からの講演依頼は極力受けて、産業保健の現場で取り組んでいる具体的な活動内容について説明する"や"地域保健主催の会議の場（例えば、「２次医療圏毎の地域・職域連携推進協議会」など）で、産業保健スタッフの業務内容や役割を紹介する"というような取組みをしています。

　産業保健の領域からは地域保健活動の様子が見えないのと同様、地域保健の領域から産業保健活動の様子はほとんど見えていません。しかし、地域保健関係者は、「地域保健法第４条に基づく基本指針」や「地域・職域連携推進ガイドライン」に基づいて、地域・職域連携を推進させるため、産業保

例えば、次のような方法で自治体保健師との接点を見出してみてはいかがでしょう！？

図１①日頃の関係づくり
日頃、従業員の健康問題など何も事案が発生していない時点で、まずは保健所（保健福祉事務所）の職域担当保健師[注]と連絡を取り、関係性を築いておく。

図１②問題発生時等、実際の連携時
従業員の健康問題発生時、協働で保健事業に取り組みたい時など、適切な担当保健師を職域担当保健師から紹介してもらったり、間に入って仲介してもらう。

Check! 図１

健との接点を求めています。

　産業保健スタッフからアクションを起こしてくださることは地域保健関係者にとっても大変有り難いことなのです。地域保健関係者との関係構築方法について図1に示しました。

地域保健法第4条に
基づく基本指針

Check! 巻末資料①

地域・職域連携推進
ガイドライン

Check! 巻末資料③

第Ⅱ章

地域・職域連携各論

図1　地域保健関係者との関係構築方法 （最も連携することが多い「保健師」を例に図示）

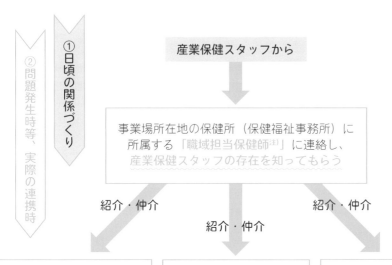

注）地域によっては「職域担当保健師」という呼び方では無い場合、また、職域との連携
　を管理栄養士が担当している場合も考えられます。そのような場合であっても、今後、
　地域保健とのつながりを持ちたいというこちらの意図を明確にし、接点を見出してみ
　ましょう。

このような方法で日頃から地域保健関係者との関係を築いておくと、まだ地域保健につなぐ状態には至っておらず、産業保健スタッフが支援を続けていく段階であってもその判断でよいのか、また、どのような状態になれば地域保健につないだ方がよいのか今後の見通しについて相談や確認をすることができます。例えば、難病や障がい、若年性認知症、脳梗塞発症による後遺症をもつ従業員への支援など判断が難しい個別事例ほど、専門職の知識を得たり、協議する機会があることは大変貴重だと考えます。

③従業員の家族の健康問題も聴ける産業保健スタッフでいる

産業保健スタッフは一社員として企業に雇用されている立場であり、産業保健の目的[1]を達成するために事業場内での活動を充実させる重要な役割を担っています。当然、支援対象は「従業員」です。しかし、その従業員が家族の健康問題でストレスを抱えており仕事も手に付かない状況にある、もしくは、そのストレスが強くこのままでは精神的に病んでしまう可能性もあるとしたらどうでしょうか。仕事の内容によっては、仕事に集中できないことにより労働災害を引き起こす可能性もある訳です。このような従業員自身に起こるかもしれない、もしくはすでに起こっている健康問題をできるだけ早々に解決することを目的として、従業員の家族の健康問題を解決できるよう支援することは産業保健スタッフの役割であると思います。

では、従業員の家族の健康問題も聴ける産業保健スタッフでいるためには、どうしたらよいのでしょうか。連携経験者たちは次に示す *Check point !* のような取組みをしています。

参考資料

「地域における保健師の保健活動に関する指針」厚生労働省健康局長：「地域における保健師の保健活動について」健発0419第1号、2013年4月19日

都道府県保健所、市町村、保健所設置市および特別区など、所属組織に応じた保健活動について示されている。

また、分野横断的に担当地区を決めて保健活動を行う、地区担当制を推進している。住民、世帯および地域全体の健康課題を把握し、世帯や地域の健康課題に横断的・包括的に関わり、地域の実情に応じた必要な支援をコーディネートするなど、担当する地区に責任をもった保健活動を推進している。

地域保健の基礎知識を得るには

家族の健康問題も聴ける、つまり、育児や介護などの問題も含めて従業員の相談を受けるとしたら、それらの領域に関する基礎的な知識があるとよりよい。

確かに地域保健の窓口につなぐだけでも解決に結びつく可能性は高いが、従業員の信頼を得て今後も相談してみようと従業員が思えるような産業保健スタッフでいるためには、ある程度の基礎知識があるとなおよい。

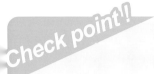

▶▶▶ 既に取り組んでいる、もしくは、今回、取り組んだ項目について、□ に ✓ を入れましょう！

地域保健関係者から新しい情報を得ることも一つの方法。また厚生労働省のホームページなど関連サイトで情報を得る、大きめの本屋で公衆衛生看護学の新しい教科書をちょっと立ち読みしてみるのもよいのでは？

従業員の家族の健康問題も聴ける産業保健スタッフでいるための取組み

- □ 日頃から声をかけるなどして、相談しやすい信頼関係を築き、必要に応じて家族の問題を切り出せるようにする。

- □ 面談の際、プライベートに関する質問も織り交ぜ、家族の問題についても相談できる雰囲気と関係性をつくる。

- □ 従業員が働く上で家族も健康であることの重要性を保健指導に盛り込み、家族の話題を切り出しやすい雰囲気を作る。

本音が出しやすいタイミングを図ってみよう！

第Ⅱ章 地域・職域連携各論

（コラム）　**地域保健と産業保健では支援事例の健康レベルが違う？**

　例えば、産業保健スタッフから自治体保健師へ、退職する従業員の支援を依頼しても、必ずしもすべて対応してくれる、という訳ではありません。地域保健では児童・高齢者虐待、老老介護や認認介護、貧困家庭の支援など、ある意味、産業保健では滅多に遭遇しない困難事例を抱えています。よって、産業保健においては緊急性が高いと判断しても、「地域保健ではそうでもない」と判断されてしまう可能性も低くはありません。産業保健では、少なくとも働けている人、つい最近まで働けていた人、を対象としていますので、地域保健と産業保健では支援事例の健康レベルが多少違う場合があります。しかし、産業保健スタッフには地域保健関係者へ連絡が必要と判断した根拠があるはずです。なぜ、「地域保健関係者につなぐ必要がある」と判断したのか、いま、必要な支援は何なのか、を的確に伝えたうえで、お互いがどう対処すべきかを共に考える姿勢で連絡することが大切かと思います。

三橋祐子

3　社内の理解を得るための取組み

　産業保健スタッフは、専門職としての立場であると同時に企業という組織の一員である立場を両立させることが求められています。産業保健スタッフが早急に地域保健と連携する必要性を感じていても、その思いだけで推し進めようとするのではなく、まずは上司や同僚、人事・労務担当者等の関係者の理解を得た上で推進していく必要があります。では、社内での理解を得るためにはどのような取組みが必要なのでしょうか。大きくは、次の①～③が考えられます。

①地域・職域連携の活動根拠を示す

　「第Ⅰ章 #1 ❸これまでの国の取組みと関係法令（P.8）」で述べた通り、地域・職域連携は国として推進している事業であり、個人の主体的な健康づくりに向けて、生涯を通じた継続的な健康管理を実施するため、継続的かつ包括的な保健事業を展開していくことを目的としています。よって、産業保健スタッフが従業員への支援の際、地域保健と連携することは上記のような根拠に基づいているといえます。これら根拠をうまく活用しながら、上司や同僚、人事・労務担当者等の関係者に説明することが大切です。

②地域保健との連携の必要性をわかりやすく説明

　前項の①では、地域・職域連携に取り組むための一般的な根拠を示しました。次に必要なことは、今、目の前の事例において、なぜ地域保健と連携する必要があるのかを、まずは同僚として身近に働いている産業医や産業看護職、そして、人事・労務担当者等へわかりやすく示すことです。

　また、個別事例への支援ではなくても、この保健活動を行うにあたり、なぜ今、この案件で地域保健の力を借りたいのかを具体的に説明することが必要になります。

　さらに、地域保健と連携する必要性がどこにあるのか、会

連携の必要性をわかりやすく説明しよう

○なぜ地域保健と連携する必要があるのか

○なぜ地域保健の力を借りたいのか

○会社にとって地域保健と連携する必要性、メリットはあるのか

社側に明確に伝えていくことも重要です。特に、退職する従業員の個別支援において、個々の事例にとっては地域保健にしっかりと引き継ぐことで、退職後の生活を支援してもらえるメリットがあります。では、会社にとってはどうでしょうか。様々な問題が生じる前に予防すると、直接的なメリットは感じ難いかもしれません。しかし、地域では、例え退職後であっても「○○会社の元社員、元管理職」というような肩書きが付いて回ることがよくあります。ご近所など地域コミュニティを巻き込んだトラブル、事件等に発展して会社のイメージダウンにつながるようなことを未然に防ぐ、というメリットを提案してもよいと筆者は考えています。

　連携経験者たちは P.34 に示す *Check point!* のような取組みをしています。

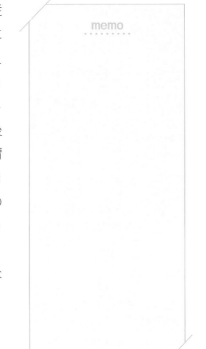

memo

コラム　**オンラインミーティングツール活用の必要性**

　個々の置かれた勤務環境に応じて、柔軟に働ける人を増やす「働き方改革」を実現するための一つの方策として、在宅勤務があります。2020 年、新型コロナウイルスの感染拡大予防のためにも、各社において在宅勤務が推奨されました。それまでにも広まりつつあったオンラインミーティングツールですが、この感染症問題が深刻になるにつれその活用機会も増え、多くの人々がその利便性と性能の高さを実感するきっかけを得たのではないかと思います。もちろん、直接会って話せるのであればそれに越したことはないのですが、オンラインミーティングツールを使った会議においても、音声やビデオ画像の共有だけではなく、会議資料の共有も簡単に行うことができ、同時にチャットも可能です。場所を問わず、顔の見える関係を築くことができるのです。例えば、地域・職域連携の会議や勉強会など集会の場を設けても、その事業場に１名しかいない人事・労務担当者が職場を空けることが難しい場合もあります。そんな時、気軽にリモートで参加できるような仕組みを講じておくことは、これからの時代、必須になるのではないでしょうか。今月は「耳だけ参加」の参加者が「面白そうだから次月は直接、参加してみよう」と思うことがあるかもしれませんよね。

三橋祐子

Check point!!

▶▶▶ 既に取り組んでいる、もしくは、今回、取り組んだ項目について、□に✔を入れましょう！

地域保健との連携の必要性を関係者に示す取組み

☐ 従業員の就労を継続させるためには、今、地域保健との連携が必要であることを、これまでの支援経緯も示しながら産業保健スタッフ間で協議し、人事・労務担当者等にわかりやすく説明する。

☐ 従業員の家族の健康問題であっても、それが従業員の困りごとである以上、従業員への支援であることを前面に出し、人事・労務担当者等へ説明する。

☐ この従業員が他事業場へ移動した場合、退職した場合、この先、どのような経過をたどる可能性があるのか、看護職だからこそ予測できる見通しを示しながら、今、地域保健関係者へつないでおく必要性について人事・労務担当者等へ説明する。

☐ 地域保健と連携してイベント等を開催する場合は、その目的を明記した企画書を上司や人事・労務担当者等に提示する。

地域保健と連携してイベントを開催する場合は、企画書を作成して関係者に提示することも重要です。第Ⅲ章の事例で、企画書（案）を作成例として掲載（P.67）していますので、参考にしてみて下さい。

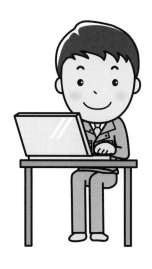

③地域保健との連携の成果を見える化して示す

　地域保健との連携の必要性を説明して、実際に連携に取り組んだ後は、その成果を見える化し、上司や同僚、人事・労務担当者等に示すことが大切です。例えば、"親の介護で悩む従業員に地域包括支援センターの窓口を紹介した結果、介護保険の申請ができ、早々にショートステイを利用することができた。そのことにより、従業員は安心して勤務できるようになった"というような支援内容についてタイミングを図って報告する機会をもつのです。確かに個人情報保護の問題もありますので、報告する内容は吟味する必要がありますが、できるだけ、具体的な成果を示すことで関係者も地域保健との連携の成果をイメージしやすくなり、協力体制を築きやすくなるのではないでしょうか。

　連携経験者たちは、次のような方法で成果を示しています。

連携の成果の見える化を工夫してみよう！

第Ⅱ章　地域・職域連携各論

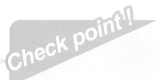

Check point !!

▶▶▶ 既に取り組んでいる、もしくは、今回、取り組んだ項目について、□に✓を入れましょう！

地域保健との連携の成果を関係者に示す取組み

- □ 従業員の個別の健康問題において、自治体保健師と連絡を取り合いながら支援することで問題が解決したことを、産業保健スタッフ間で共有する。

- □ 地域保健との協働イベントの効果を数値やグラフ等で具体的に示し、上司に報告する。

- □ 地域保健との協働事業によるメリットを強調して上司や人事などの関係者へ報告する。

地域保健との協働事業のメリットとは？

- ○栄養指導やメタボ予防、介護保険、メンタルヘルス対策など、地域保健に携わる専門職による健康教育や講演を依頼できる。
- ○家族の健康に関する内容も含めることができ、従業員の興味・関心を引きやすい。
- ○講師料や各種ツールの経費がかからない。

4 地域保健との連携の実際

（1）個別支援における地域保健との連携

① 4つの連携方法

　個別支援における地域保健との連携とはどのようなものでしょうか。連携経験者たちが取り組んでいる連携方法を次の4つに分けて紹介します。第Ⅲ章に掲載している事例も参考にしながら、まずは、あなたの事業場でできそうなことから取り組んでみることをお勧めします。

> 1 従業員自身が地域保健担当者に相談できるような支援
> 2 保健医療の専門職だからこそできるスムーズな引き継ぎと環境調整
> 3 地域保健主催の保健事業の活用
> 4 従業員や家族の個人情報保護に関する取組み

Check point!!

▶▶▶ 既に取り組んでいる、もしくは、今回、取り組んだ項目について、□ に✓を入れましょう！

1 従業員自身が地域保健担当者に相談できるような支援

□ 地域保健担当者に相談するメリットを従業員が理解できるよう説明する。

□ 従業員へ地域保健の相談窓口を紹介し、まずは自身で連絡してみるよう促す。

□ 従業員自身が問題解決の方法を知り、地域資源を活用できるよう支援する。

□ 従業員が地域保健の相談窓口へ連絡した後、問題解決の方向性がみつかったか確認する。

> 従業員の主体性を促し、自ら地域保健関係者を活用する手法を身につけてもらうことも重要です！

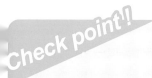

▶▶▶ 既に取り組んでいる、もしくは、
今回、取り組んだ項目について、
□ に ✓ を入れましょう！

② 保健医療の専門職だからこそできる
　 スムーズな引き継ぎと環境調整

□ 従業員だけで対応することが難しい場合、従業員
自ら地域保健の相談窓口に電話した後、その電話
を産業保健スタッフが引き継ぎ、具体的な相談内
容と依頼したい支援内容について説明する。

□ 本人の同意を得た上で、あらかじめ専門職同士で
情報を共有し、従業員が窓口へ行った際にスムー
ズに相談できるように担当部署の電話番号や担当
者名を伝える。

□ 従業員が地域保健の窓口が分からず、たらい回し
にされる経験をする前に、専門職同士で相談しや
すい環境に整える。

□ 必要に応じて、産業保健スタッフが従業員と共に、
事前に連絡した上で地域保健機関に出向き、要領
よく情報を伝える。

□ 自治体保健師へ従業員の家庭訪問を依頼する際
は、対象者宅の近くへ行ったついででもよいこと、
家族の同意も取れていることを伝え、自治体保健
師の業務負担にも配慮しながら依頼する。

> 専門職同士だからこそ、「今、
> 何が問題なのか？」を要領
> よく伝えることで解決策の
> 方向性を見出しやすいはず。
> それはイコール、迅速な問
> 題解決につながります！

第Ⅱ章　地域・職域連携各論

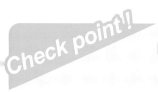

▶▶▶ 既に取り組んでいる、もしくは、
今回、取り組んだ項目について、
□ に ✓ を入れましょう！

③ 地域保健主催の保健事業の活用

□ 地域保健主催の保健事業へ従業員やその家族を紹
介し参加してもらう。

□ 従業員の住所地は異なっても、事業場所在地の行政
区内勤務者として参加できる場合があるので、それ
を確認の上、従業員に保健事業へ参加してもらう。

□ メンタルヘルス不調者が発生した際に職場の上司
を研修会に誘うなど、タイミングを図りながら産
業保健スタッフ以外にも地域保健とつながる者を
増やす。

Check point!!

▶▶▶ 既に取り組んでいる、もしくは、今回、取り組んだ項目について、□ に ✓ を入れましょう！

④ 従業員や家族の個人情報保護に関する取組み

□ 従業員やその家族にも、なぜ地域保健につなぐ必要があるのか、その意図を明確に伝えて個人情報を伝えることへの同意を得る。

□ 地域保健関係者へあらかじめ、公表できる範囲内での情報提供であることを明確に伝える。

□ 一旦、従業員の個人情報を伏せた上で、直接、担当課へ電話し、地域保健に関する情報をできる限り収集する。そして、その内容を従業員へ伝える。

②連携が必要な個別相談の例

　産業保健スタッフが受ける個別相談の中で、地域保健との連携が必要な個別相談とはどのような内容でしょうか？　代表的な相談内容について取り上げて解説したいと思います。

例1：親の介護に関する相談を受けたらこうする！

　近年、従業員が抱えやすい家族の健康問題で一番多いのは、親の介護の問題だと思います。"同居する母親が高齢で足腰が弱くなり買い物にも行けなくなってきた"、"実家が遠方のためなかなか帰省できないので現状を把握できないが、認知症の症状が出ているのか、道に迷って家に帰りつけないことがあるらしい"など、従業員の抱える不安やストレスは予想以上に大きいことが多く、また、長く継続する可能性が高いといえます。介護保険の財源は、50％は公費（税金）ですが、あとの50％は40歳以上の国民が負担しています。従業員の中には介護保険料を給料天引きされている事実さえ知らない方もいます。介護保険の仕組みを知らない、申請方法がわからないことにより、時ばかりが経過し、問題が深刻になることがないように効率よく支援したいものです。

介護保険に関する相談窓口

○市町村役場の介護高齢課
　課名は自治体ごとに異なる。

○地域包括支援センター※
　自治体内に複数あり、担当地域が決まっている。

○社会福祉協議会

※地域包括支援センターでは、保健師、主任ケアマネジャーおよび社会福祉士らのチームアプローチにより、地域の実情に対応した包括的予防事業および介護予防支援業務を行っている[13]。主に、高齢者や家族に対する総合相談、成年後見人制度の利用、高齢者虐待の防止と早期発見、要支援1・2と認定された方のケアプラン作成、等の業務を担っている。
地域包括支援センターの設置者は、市町村、又は地域支援事業（包括的支援事業）の実施について市町村から委託を受けた者とされている。そのため、地域によって、老人介護支援センター、医療法人、社会福祉法人、公益法人、NPO法人など様々である。ただし、住所地毎に担当地域が決められているので、市町村のホームページ等で確認の上、連絡した方がよい。

＊独立行政法人 福祉医療機構（ワムネット）のホームページには介護保険に関する最新情報等、保健・医療・福祉に関する豊富な情報が掲載されている。

例2：育児に関する相談を受けたらこうする！

　核家族化が進み、夫婦のみでの子育てを余儀なくされる現代、子どもの成長・発達に不安を抱えても、日々の生活の忙しさに追われタイミングよく地域保健の専門職につながることが難しい場合があります。また、妻が妊娠・出産しても両親学級や乳幼児健康診査等に参加したことがない男性従業員は特に、地域保健が行う母子保健事業に関する知識が乏しいことが考えられます。"他の同年代の子どもと比べてハイハイが遅いらしい"、"言葉の発達が遅れているかもしれない"等の不安を妻が抱えていることはわかっていても、夫として父親として心配になっても、どう対処してよいかわからない従業員もいると思います。

　そのような不安や悩みを産業保健スタッフであるあなたに相談してくれた時、どう支援するでしょうか？　介護の相談と同様、このような相談にはタイムリーに支援することが大切です。だからこそ、「日頃から地域保健情報を収集する（P.26）」に記載したような日頃の準備が必要なのです。

例3：従業員の退職時、あなたにできることは！？

　従業員の退職において地域保健との連携の必要性が生じる可能性があるのは、健康上の理由による退職や定年退職の場合が多いでしょう。何らかの心身の障がいを持つことにより、これまでと同様の勤務を継続することが難しく退職を余儀なくされる場合、その従業員の今後の生活に関する見通しを立て、必要に応じて地域保健担当者へつなぐことも産業保健スタッフの役割といえます。

　また、定年退職を迎える方は、今後、健康づくりの舞台は地域に移る訳ですから、住所地の地域ではどのような健康づくり活動が行われているのかを知り、うまく活用していくことが大切です。企業人であった従業員が地域での生活者へシフトしていけるよう支援することも地域保健との連携の一つだと考えます。健康診断の継続をスムーズにし、健康づくり

地域の介護保険の相談窓口への連絡方法

1. 従業員が居住する市区町村のホームページを検索⇒介護保険相談窓口の電話番号を確認
2. 相談窓口へ電話をかける

※従業員かその家族が直接、相談できるなら任せてよい。ただし、問題が複雑な場合など産業保健スタッフが要領よくつないだ方がよいと判断できる場合は、代理で連絡してもよい。その場合は、最初に従業員が話して途中で引き継ぐ、もしくは同意を得ていることを明確に示すなど、個人情報保護に関する配慮も必要。

3. 次回支援の有無、その手段を電話相手もしくは従業員に確認

地域の母子保健相談窓口への連絡方法

1. 従業員が居住する市区町村のホームページを検索⇒母子保健相談窓口の電話番号を確認
2. 相談窓口へ電話をかける

※従業員かその家族が直接、相談できるなら任せてよい。ただし、問題が複雑な場合など産業保健スタッフが要領よくつないだ方がよいと判断できる場合は、代理で連絡してもよい。その場合は、最初に従業員が話して途中で引き継ぐ、もしくは同意を得ていることを明確に示すなど、個人情報保護に関する配慮も必要。

第Ⅱ章　地域・職域連携各論

の保健事業に参加するためだけではなく、退職後も生きがい
を持って生活できる住民を増やす、結果的には介護認定を受
けない元気な高齢者を増やすきっかけを作ることにつながる
と思います。退職時、連携経験者たちは次のような方法で支
援しています。

❸ 次回支援の有無、そ
の手段を電話相手も
しくは従業員に確認

参考資料

厚生労働省ホームページ
「要介護認定の概要」ペー
ジ内に「要介護認定に係
る制度概要」や「要介護
認定はどのように行われ
るか」等について掲載さ
れている。

「介護サービス利用まで
の流れ」
厚生労働省ホームページ
「介護保険の解説」ペー
ジ内に掲載されている。

**退職時には介護情報の
提供を！**

退職時点では、「まだ必
要ない」と従業員に思わ
れるかもしれないが、介
護保険の申請方法やサー
ビスの利用方法につい
て、その概要を伝えてお
くと、後々、役に立つ場
合がある。例えば、従業
員の親の介護の問題で
ちょうどその情報が欲し
い場合、また、起こって
欲しくないことだが、退
職後すぐに何らかの原因
で従業員本人、もしくは
妻の介護が必要になる場
合も想定できるからであ
る。これまで元気に働い
てきた従業員は地域保健
との関わりが極端に希薄
なため、この機会に情報
提供だけでもしておくと
よいだろう。

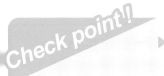

▶▶▶ 既に取り組んでいる、もしくは、今回、取り組んだ項目について、□に✓を入れましょう！

従業員の退職時における支援

☐ 自治体の健診方法などについて担当課へ問い合わせ、退職者へ説明する。

☐ 退職者の住所地の広報誌を取り寄せ、参加可能な保健事業について広報誌を見せながら説明する。

☐ 退職時にこれまでの健診結果を全て渡し、今後は継続して地域保健で健診を受けることと、その方法について説明する。

☐ 難病や障がいを抱えて退職する従業員の場合、特定疾患の届出、障がい者手帳の交付申請、福祉用具の貸与申請等、家族だけで対応が難しいことがないか、自宅での介護体制は整っているか等について話を聞き、必要に応じて地域保健関係者へつなぐ。

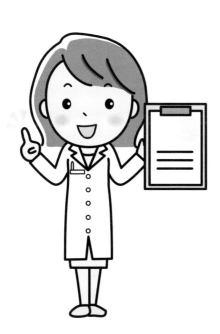

健康・医療情報の一元化の実現

厚生労働省は、地域・職域連携が推進され始めた当初から、就労中、労働安全衛生法に基づいて受診した健康診断結果と、退職後、高齢者医療の確保に関する法律に基づき受診する健康診断結果等の情報を一元化して集積する仕組みづくりに取り組んでいる。しかし、現時点では実現できていない状況にある。よって、従業員が入職後退職までの期間に受けた健康診断結果は、個人で大切に保管しておくしかない。退職時のプレゼントとして、産業保健スタッフから退職者へ、健康診断結果を1つのファイルにまとめ、手渡している例もあるようだ。大変貴重な情報なので、退職者説明会等の機会を利用して必ず本人へ手渡すなどの配慮が必要である。また、個人情報の取り扱いについては、P.44で触れたい。

なお、厚生労働省は、2008年度から「データヘルス改革推進本部」事務局に設置されたプロジェクトチームにより、過去の健康診断結果や服薬履歴等の健康・医療情報を電子記録として、本人や家族が正確に把握するための仕組みづくり（パーソナルヘルスレコード：PSR）を進めている。この仕組みが実現

第Ⅱ章　地域・職域連携各論

（2）集団支援における連携

　集団支援における地域保健との連携とはどのようなものでしょうか？　主な連携内容について取り上げて解説したいと思います。

①地域保健主催の保健事業やイベントを活用してみよう！

　地域保健主催の保健事業やイベントは、その地域の住民だけでなく、在勤者も対象としている場合があります。広報誌やホームページをチェックし、従業員やその家族が参加できそうな保健事業やイベントを探して紹介してみるのもよいでしょう。ただし、そのような保健事業やイベントは平日の昼間に開催されていることも多いので、従業員自身が年休を取得して保健事業に参加するとしても、なぜ、産業保健スタッフが参加を勧めたのか、どのような効果が期待できるのか、会社の理解を得ることが先決です。また、従業員のニーズに合う企画であれば、夜間や休日の開催の可能性などについて地域保健関係者へ提案し、協議を重ねながら開催日時や会場を変更していくことも不可能なことではないと思います。

②イベントを協働して企画・開催してみよう！

　旭川市では、2013年より毎年、民間企業を巻き込み青・壮年期男性の健康意識を向上させることを目的とした「健康男子コンテスト」を開催しています[2]。また、岐阜市では、給食施設（社内食堂）をもつ市内13事業場の参加を得て「体験型食事診断教材」を活用し、個別の栄養指導を行うなど働く世代の食育に取り組んでいます[3]。このような取組み例はまだまだ少ない状況ではありますが、これからは、地域保健、産業保健の垣根を超えた健康づくり対策が必要だと考えます。しかし、地域保健関係者は、青・壮年期を対象にメンタルヘルス対策や生活習慣病予防などに取り組みたいと考えていても、どこの企業に産業保健スタッフがどの程度、雇われているかの情報がなかったり、中小規模事業場に関わる際の

し、健康・医療情報が一元化されると、生涯を通しての健康づくりを進めやすくなると考える。

窓口が分からなかったりして糸口がつかめていない様子が伺えます。一方、産業保健の分野では、様々な保健活動・保健事業に取り組みたくても専門職のマンパワーが足りない、地域資源の情報がないという状況もあるのではないでしょうか？　このような時に、産業保健スタッフから地域保健関係者へコンタクトを取り、協働してイベントを企画することを打診していくと双方のニーズが合致し、スムーズに有効な企画立案につながることが考えられます。連携経験者たちは次のような取組みをしているようです。

memo

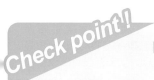

▶▶▶ 既に取り組んでいる、もしくは、今回、取り組んだ項目について、□ に✔を入れましょう！

地域保健がもつ人的・物的資源の活用と協働

- □ 協働して実施する保健事業の目的や、産業保健スタッフがこの保健事業に取り組む思いを地域保健関係者と共有する。

- □ 協働して開催する保健事業の企画書を地域保健関係者と共に作成する。

- □ 健康教育用のパネルや各種測定器具など、無料のツールを保健所や自治体から借用し、事業場内の保健活動で活用する。

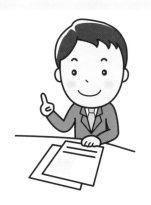

第Ⅱ章　地域・職域連携各論

5 産業医の役割

①産業看護職が動きやすい環境づくりへの協力

　ここまで、産業保健スタッフを対象として、地域保健との連携方法を述べてきましたが、大規模事業場等で産業医と産業看護職の両者が雇用されている場合、実際に地域保健との連携に取り組むのは産業看護職となることが多いでしょう。産業看護職が地域保健との連携を試みようとしている時、産業医は、その事例や健康問題に対しての産業看護職によるアセスメントや経緯を確認した上で、地域保健との連携に取り組みやすいような環境づくりの役割を担って欲しいと思います。例えば、社内情報や個人情報保護の観点から外部機関である地域保健へ情報提供することについて、社内の同意が得にくいことが考えられます。しかし、従業員本人やその家族の情報の場合、基本的に対象となる本人の同意さえ適切な形で得られていれば、問題が生じることはないでしょう。同意の取り方やどのような情報であれば制限する必要があるのか等、地域保健へ提供する情報の整理および、人事・労務担当者への説明と承諾の得方において協力してもらえると産業看護職は連携を進めやすくなるでしょう。

　また、地域保健との連携により、健康問題を早期に効率的に解決できた、充実した保健活動を展開できた等の成果が得られた際は、その成果について、産業医から人事・労務担当者等へ報告することにより、次に連携の必要性が生じた際もスムーズに展開できる可能性があります。

②嘱託産業医としての活動における地域保健との連携（地方の支店・支社・事業場への支援を含む）

　嘱託産業医として中小規模事業場の産業保健活動を任される場合があり、また、直接の担当事業場以外にも地方の支店・支社・事業場等も併せて担当されることがあるかと思います。その際は各々の事業場に産業看護職が雇用されていないこと

個人情報の取り扱いについて

現時点では、地域・職域連携における個人情報保護に関するガイドライン等は示されていない。よって、「医療・介護関係事業者における個人情報の適切な取扱いのためのガイダンス 2017年4月14日（2020年10月一部改正）個人情報保護委員会　厚生労働省」や「地域医療情報連携ネットワークにおける同意取得方法の例について 2020年3月31日 厚生労働省医政局総務課」等の関連ガイドライン等を参考にすることになると思われる。例えば、「地域医療情報連携ネットワークにおける同意取得方法の例について」において、「地域医療情報連携ネットワークを通じて、現に受診中の患者に係る過去の診療情報等を他の医療機関に対して照会する場合には、提供元の医療機関が診療情報等を提供するために必要であることから、診療情報等を照会し取得することについて明示的に患者の同意を得ることを、共通ルールにする」と明記されている。また、「『明示的に患者の同意』を得る方法については、文書による方法のほか、口頭による方法等も認められる

もあり、従業員の健康問題への対応を含め様々な産業保健活動を少ないマンパワーの環境下で展開しなければなりません。その場合、地域保健が持つ専門職の資源を活用してみてはいかがでしょうか。従業員個々の健康問題における連携もありますが、保健所や市町村の保健師、管理栄養士と連携して生活習慣病改善のための食事療法講座など、集団支援における連携にも取り組むことが可能です。

ものであること。ただし、その際には口頭等により同意を得たことについて診療録等に記録しておくこと。」とあるので、地域・職域連携においても、従業員の同意を得たことについて、連携に携わった者が記録に残しておくことが重要。さらに、本人の同意が得られない場合については、「個人情報保護法第17条第2項各号に掲げる場合」に該当するか否か、を含めた判断が必要になる。

第Ⅱ章　地域・職域連携各論

コラム　産業医に期待される役割

　嘱託産業医は、地域・職域連携のキーパーソンである。嘱託産業医の多くは、地元の開業医や病院等に勤務する医師であり、地域保健の担い手である。すなわち、事業場では産業医として労働安全衛生法等に定められた産業医業務を履行し、地域では医師として地域保健・地域医療の中核としての役割を果たしている。実際、産業医を務める事業場の従業員に対し、健康診断や生活習慣病をはじめとした疾患の診断・治療等を行っている医師も多い。

　医師として公衆衛生学的な視点で考えれば、職域は労働可能年齢層に対して健康増進や予防活動を行える貴重な場であり、地域保健の健康レベル向上にとっても重要な領域である。産業医として健康診断結果に基づく事後措置（保健指導や受診勧奨など）を行うことは、職場の健康管理上有意義であるとともに、地域保健の向上にも有用である。また職場の産業医が、退職した従業員の健康管理を引き続き主治医として管理することができれば、双方にとって有益なケースも多いと思われる。産業医が地域・職域連携の視点を持ち、看護職や人事担当者と協力して連携を推進することが、この取組みの鍵を握っているといえる。

　一方で、事業場で産業医として得た健康情報等の個人情報を、地域保健の場で活用する場合、その取扱いは慎重に行う必要がある。本人同意の取得方法やデータの受け渡し等については適切に行われるよう、あらかじめ検討しておくことが望まれる。

オリンパス株式会社 内田和彦〈統括産業医〉

#2 事業主や人事・労務担当者による地域保健との連携の実践（専門職が雇用されていない事業場の場合）

　産業医・産業看護職などの専門職が雇用されていない事業場において、事業主や人事・労務担当者（安全衛生担当者）の皆さまの負担はとても大きいと感じています。著者がこれまでに中小規模事業場の事業主や人事・労務担当者から従業員の健康支援についてお話を伺ったところでは、ある意味、専門職と同様に従業員の健康相談を受け、共に解決策を探り、仕事と健康の両立支援のために尽力されていることを知りました。その対応方法は、事業主や人事・労務担当者自身の努力と工夫に任されており、これまでの経験に基づいたものであることが多いと思われました。社会経験や人生経験が比較的少ない人が新たに事業主や人事・労務担当者となった場合、多くの困難感を抱えやすいのではないでしょうか。また、前述の通り、様々な社会問題が複雑に絡み合って発生している昨今において、これまでの個々の経験だけでは解決できない場合もあると考えます。そこで、従業員の健康問題を一人で抱え込まないために、地域保健の資源をうまく活用してみてはいかがでしょうか。

　地域保健には、保健師や管理栄養士、歯科衛生士等の様々な専門職が常勤雇用されているだけではなく、多種多様な問題にも力を貸してくださるような精神科医、精神保健福祉士、社会福祉士、弁護士等の専門職を定期的に活用した保健事業等も展開しています。これらの専門職の活用方法は、「Ⅱ章 #1 産業保健スタッフによる地域保健との連携の実践（P.24）」の項に記載した内容をご参照ください。地域保健の資源をうまく活用している中小規模事業場の事業主や人事・労務担当者等は、各自治体ホームページの健康づくり事業に関する情報や自治体が発行する広報誌に掲載された情報をタイムリーに取り入れて、自社の従業員の特性に合った産業保健活動を行っています。

中小規模事業場において自治体の専門職を活用した例

例1
自治体の保健師に、定期健康診断の有所見率など集団のデータをアセスメントしてもらい、必要な対策を人事・労務担当者と共に検討

例2
朝礼や昼礼の時間帯を利用して自治体の保健師や管理栄養士に来てもらい、「生活習慣病予防のための食生活改善講座」や「ロコモティブシンドローム予防のための運動教室」を開催

例3
健康経営優良法人（中小規模法人部門）の認定を取るため、上記、例1・2のような取組みを行い、認定要件にある「従業員の心と身体の健康づくりに向けた具体的対策」の一つとした

自治体保健師による
産業保健との連携の実践

1 保健所保健師による産業保健との 連携の実践

　P.29 の図1で、「職域担当保健師」について解説しました。保健所（保健福祉事務所）では、食育の観点から地域・職域連携を管理栄養士が担当することもあるようですが、地域・職域連携に関する内容は栄養面の観点だけにとどまらず、多岐にわたるため、是非、保健師としての専門的な視点で積極的に関わって欲しいと思っています。また、保健所の職域担当者が中心となって2次医療圏・保健所の地域・職域連携推進協議会（以下、協議会）を開催すると思われますが、あなたの地域では、どの程度の頻度でこの協議会を開催し、どのようなメンバーで構成されているでしょうか。

　先に述べた通り、2次医療圏・保健所については日本全国全ての地域に協議会が設置されていますが、その開催回数は年1回が大半を占めており、構成機関・団体が相互間で連携した取組みを実施するまでに至っていないことがわかっています。産業保健側の構成員としては、労働基準監督署や地域産業保健センターの管理職に声を掛けるのが一般的なようです。しかし、年1回しか開催しない協議会ならさておき、地域保健活動と産業保健活動の実践者同士がつながることを期待し、本来の連携の場を築きたいのであれば、是非、各企業の人事・労務担当者を含む産業保健スタッフも加えて欲しいと思います。産業保健スタッフを本会へ呼ぶのが難しい場合は、ワーキンググループなどの下部組織を立ち上げ、実践者同志が顔の見える関係を構築できるような場を設定するとよいでしょう。2019年度に改訂された地域・職域連携推進ガイドラインに示されているような実践者同志の連携を展開するには、まず、関係者同士が顔を合わせる機会を持ち、個々

memo

の活動内容や課題を共有することから始めるのが得策です。ただし、産業医や産業看護職等の専門職だけを想定していると大規模事業場の状況しかつかめませんので、事業主や人事・労務担当者、衛生管理者等、中小規模事業場で専門職と同等に近い形で活躍されている担当者同士をつなぐことも重要だと考えます。

　自治体保健師が、管内に数多くある事業場の従業員全員の健康保持・増進活動に直接携わることがマンパワー的に難しい状況であるのはいうまでもありません。産業保健スタッフが雇用されているような大規模事業場だけではなく、中小規模事業場であっても、事業主や人事・労務担当者がコーディネーターとなりつつ、従業員自身が主体的に健康保持・増進活動に取り組めるようになることが前提です。そのためには、事業場同士が横のつながりを持つことが重要です。保健所は、管内にある各事業場の担当者同士がお互いの活動状況を情報交換し合えるようなネットワークづくりに尽力する役割も担う必要があると思います。

　従業員個々の健康問題など産業保健スタッフから何らかの相談の連絡が入った場合には、保健所・市町村・その他の関係機関など、その健康問題に対応可能な、そして適切な担当者へつなぐ役割を果たしてください。顔の見える者同士がまずはつながり、相談しやすい関係性を構築した上で、様々な健康問題への対処はその分野に詳しい各担当部署の保健師等が行うとよいと思います。このような地域・職域連携による成功事例を蓄積し、他地域にも発信していくことが重要です。

memo

コラム　地域・職域ネットワークの紹介

　平塚保健福祉事務所秦野センターでは2018年11月から「地域・職域ネットワーク～秦野・伊勢原で働く人の健康と安全を考える会」をスタートさせました。この会を立ち上げるために、尽力された保健所保健師の思いについては、コラム「連携ネットワーク会議を立ち上げた保健所保健師として思うこと」（P.50）をご一読ください。この会は、以下の目的・目標を掲げて活動しています。将来的には以下④に挙げたような成果評価を得たいと思いますが、まずは特に中小規模事業場の事業主や人事・労務担当者が地域保健関係者と顔の見える関係を構築することを目指しています。これからもっと参加者を増やしつつ、前述したような遠隔技術を取り入れて参加しやすい環境づくりにも力を入れていきたいと思っています。

＜目的＞

　地域保健および職域保健関係者同士が顔の見える関係を構築し、地域・職域連携による働く人々の健康保持・増進を推進すること。

＜目標＞

①職域（特に中小規模事業場）の安全衛生担当者等が地域保健関係者との顔の見える関係を基に、必要に応じて地域保健が持つ資源を活用できる。

②職域（特に中小規模事業場）の安全衛生担当者等が相互のネットワークを活用し、効果的な手法を用い、従業員の健康保持・増進活動を自主的に展開することができる。

③地域保健担当者が要領よくかつ効果的に、働く世代への健康保持・増進活動を展開できる（例：感染症対策、生活習慣病対策、介護・育児に関する知識の普及とスムーズな社会資源の活用等）

④①～③の活動を通して、将来的に医療費削減、介護保険認定者数の減少などの成果評価を得ることができる。

三橋祐子

第Ⅱ章　地域・職域連携各論

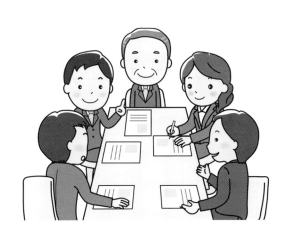

コラム　連携ネットワーク会議を立ち上げた保健所保健師として思うこと

　地域・職域連携とはどんなことだろうと、はじめは漠然と考えていた。以前から、「働く世代にもっと働きかけられたらいいなぁ」という思いはあったものの、どうアプローチしたらよいかわからなかった。そもそも産業看護職はどこにいるのだろう、どのような活動をしているのだろうと思ったのが一歩踏み出すきっかけだった。

　まずは現場に出向いて、産業看護職の方に直接お話を聞いてみようと思った。ちょうど近日中に、地域・職域連携の講演会を開催予定であったため、その周知をする目的もあり、講演会のチラシを持って早速、企業を訪問した。

　産業看護職の方に会って話をしてみると、意外にも、行政はどのような活動をしているか知りたい、何か協力し合えることがあるのではないか等、互いに思いは通じるものがあった。また、産業の現場では、一人職場であることが多いため、産業看護職同士の横のつながりも全くないとのことで、さまざまな疑問や不安を抱えながら活動されている方がいるということも初めて分かった。

　地域・職域連携推進事業を担当していて、連携の課題は何かと問われ、日々考えてはいたが、まずはそれぞれの現場で抱えている課題を共有しなければ、この地域の課題は見つからないと思った。

　地域と職域、フィールドが違っても、同じ看護職あるいは衛生部門の担当者という共通項を持った人同士が連携することで、互いに解決できることに気づいていく場、Win-Win な活動が広がっていく場、そんな場づくり、地域づくりが秦野伊勢原地域にもできたらと思い、勉強会を立ち上げた。今後、この勉強会が、互いの活動を高めていけるような関係性を築いていく、そんな土台のようなものになればと思う。

平塚保健福祉事務所秦野センター　保健予防課　廣永愛〈保健師〉

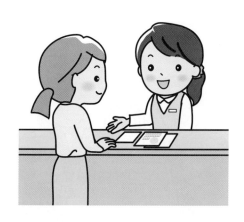

2 市町村保健師による産業保健との連携の実践

「地域・職域連携は保健所だけが担うべき仕事」ではありません。母子や高齢者だけではなく、市町村保健師だからこそ、働く世代をターゲットにした保健事業を積極的に展開することが重要です。もちろん、市町村保健師が保健所保健師と協働して広域的な保健事業として、地域・職域連携に取り組むのも一つの方法です。

> 市町村保健師へ
> 以下の５つの問いについて、回答を考えてみてください。
> ①あなたの地域のがん検診の受診率はどの程度ですか？　受診率は年々、上昇していますか？
> ②生活習慣病関連の疾病により、治療が必要な者および、治療中の者はどの位いるのでしょうか？
> ③医療費は年々、増えているのではありませんか？
> ④介護認定者数の推移はどうでしょうか？
> ⑤保健師活動の特徴の一つに「予防」が挙げられますが、あなたが日々取り組んでいる保健活動によって、何がどの程度、予防できているのでしょう？

　①から④までの問いには保健師であれば、ある程度のデータが頭にあり、解決すべき健康問題が明確になっていることでしょう。しかし、⑤の「あなたが取り組んでいる保健活動によって、何がどの程度、予防できているのか？」という問いに明確な回答を示すことができる保健師はそう多くはないでしょう。著者は、地域・職域連携に取り組むことによって、この問いに明確に回答できるようになると考えています。

　これからの時代、積極的に地域保健も働く世代をターゲットに健康支援をしなければ、医療費の高騰、介護認定者の増加等、近年における医療・介護問題の解決は望めません。その際、産業保健の専門職が雇用されているような大規模事業場については、生活習慣病対策やメンタルヘルス対策のような従業員自身の疾病対策に関する分野は、各事業場の専門職に任せてよいでしょう。しかし、中小規模事業場は多くの場合、専門職が雇用されておらず、生活習慣病対策やメンタルヘルス対策等の支援が行き届いていない状況が予測されま

memo

第Ⅱ章　地域・職域連携各論

す。また、従業員の家族の健康問題を含め、すこやかな妊娠・出産と育児、そして、高齢者介護、感染症対策、外国人家族への支援等については事業場規模や専門職の雇用の有無にかかわらず連携し、共に取り組むべき課題です。まずは、保健所と連携して市町村内に存在する事業場と、どのように接点を見出すか検討してみてください。

memo

コラム **連携ネットワーク会議を保健所保健師と共に運営する市町村保健師として思うこと**

公務員は住民に対して「公平」である必要がある。「平等」ではなく

　保健師として市に勤務し二十数年が経った。その間、介護保険など、学生時代には考えもしなかった制度が開始となり、定着している。時代は変化し、その都度、「保健師の役割は何か」と考える。我が市で働く保健師間でも、その配属先や異動回数の違いから経験は異なり、市民の健康を守るための目標は多様だ。それぞれが「公平」をベースに支援していても、その具体的な支援方法は大きく異なる。

　平成20（2008）年、特定健康診査（特定健診）・特定保健指導がスタートした。社会保険の被保険者に対して、自治体保健師が保健指導を行える根拠は「平等」に減った。支援する機会を持たない期間の後、国保加入となる住民の中には、人工透析を受けているという方もいる。我が市は、国保加入者の人工透析の医療費の高さを問題と捉えている。前述の方は「国保加入前、健診は受診していたのだろうか？」、受診していたとしたら、「その結果はどうだったのだろうか？」そんな疑問が頭に浮かぶが、それを確認することは簡単ではない。さらに、住民それぞれが属する社会保険組合を、ひとくくりにするのは短絡的と感じるほど、被雇用者はその所属により、健康の保持・増進のために与えられる機会は違うようだ。

　特定健診・特定保健指導がスタートしてから、10年以上が経ち、ガイドラインも発出された。私達自治体保健師は、社会保険組合の被保険者を「平等」に支援の対象から除くのではなく、その組合ごとの事情を考慮して、住民に等しく健康へ近づく機会を提供できる支援を行える時期が来たと感じる。ありがたいことに、今、この地域にはそれを後押ししてくれる関係者も揃っている。このつながりを最大限に利用させてもらい、住民に「公平」に支援を行っていきたい。

伊勢原市　保健福祉部　健康づくり課　鈴木めぐみ〈保健師〉

連携実施における産業保健スタッフの姿勢

#4

　地域保健との連携において大切なことは、従業員の退職後も含めた人生全体や家族の健康問題をも含めて従業員を支援する姿勢を持つこと、産業保健スタッフ自ら地域保健との連携を推進する姿勢を持つこと、そして、最後に産業保健スタッフの存在意義を自覚することだと思います。これらは、著者が地域保健との充実した連携経験をもつ、主に産業看護職と直接会って話を聴く中で、共通していわれていた内容です。従業員の健康支援における連携経験者たちの強い意志や信念が言葉の中に盛り込まれていると思います。その思いを感じつつ、日頃、どのような思いで産業保健活動に取り組んでいるのか、振り返る機会を持ってはいかがでしょうか。

1 従業員の人生全体や家族の健康問題を含めて従業員を支援する姿勢を持つ

　産業保健スタッフの支援対象はあくまでも「事業場に所属する従業員」ではありますが、その従業員が異動や退職により担当事業場の所属を離れたとしても、当然、その方の人生は継続していきます。特に、退職後は支援対象ではなくなりますが、少しでも元気に生活してもらえるよう、先を見通しながら在職時にできる限りの手を尽くす姿勢が必要だと思います。産業保健スタッフは従業員の在職期間のみを意識するのではなく、人生全体を視野に入れて健康支援を行う意識を持つことが大切です。わが国の慢性透析療法の現況によると[4]、2016年、透析導入患者の平均年齢は男性68.6歳、女性71.2歳であり、特に男性は退職後まもなく人工透析導入となっています。これは、労働者が在職中から糖尿病やそれによる合併症を併発していても適切な指導や治療を受けないまま過ごした結果である可能性があります。在職中、産業保健

memo

スタッフが在職期間だけではなく、退職後の健康保持・増進も視野に入れた健康支援を行い、予防的に関われていたらこのような事態を未然に防ぎ、結果的には地域全体の健康問題を解決に導くことにもつながります。また、「Ⅱ章 #1 2 ③ 従業員の家族の健康問題も聴ける産業保健スタッフでいる P.30」の項でも記載した通り、従業員の背景にある家族の健康問題にも目を向け支援することで、従業員がより安心して元気に働けることにつながるという視点を持つことが必要です。健康な家族があってこそ健康な従業員が存在することは、私たち自身の日々の生活を振り返ってみても容易に想像がつくことかと思います。さらに、能力の高いベテラン従業員が家族介護などの問題で休職・退職することになり現場を離れることによる生産性の低下を考えれば、家族ケアも優先度の高い課題であると認識する必要があります。

memo

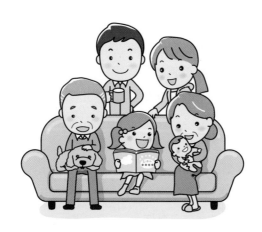

2 産業保健スタッフ自ら地域保健との連携を推進する姿勢を持つ

　産業保健スタッフ自ら地域保健との連携を推進する姿勢を持つ、というのは、少しハードルが高い気がしてしまうでしょうか。しかし、「自治体が主催する地域・職域連携推進協議会等へ出席する」、「自治体の各種調査に協力する」など地域保健側からの働きかけを待つような消極的な姿勢では、事業場の持つ健康問題の解決に向けた支援や従業員のニーズにあった支援はできません。地域の健康問題と事業場の健康問題をすり合わせたり、それぞれの保健活動の得意分野について情報や技術の共有をしたりなど、実践者同志だからこそできる連携内容を模索することが大切です。そのためにも産業保健スタッフ自ら地域保健との連携を推進する姿勢を持つことが必要なのです。産業保健の枠、産業保健スタッフ間の枠だけにこだわらず、他機関・他職種と連携する姿勢を持つことや、産業保健スタッフ自身に知識がない、対応できない問題を抱えた際は、事業場外にも支援を求めることが当たり前と考え、自ら地域保健と連携する姿勢を持つことが重要です。

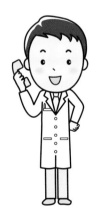
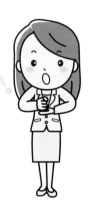

第Ⅱ章　地域・職域連携各論

3 産業保健スタッフの存在意義を自覚する

　事業場は地域の中に存在し、産業保健、地域保健の領域を越えて公衆衛生の一部であることをまずは再認識することが必要です。産業保健スタッフは、一企業の社員として雇用されていますが、産業保健活動の成果は結果的に、生活習慣病を持たない元気な住民を増やし、退職後も介護認定を受けることなく自立した生活ができる高齢者を作り出していくことになり、地域の健康問題の解決に貢献していることになります。これを結果論とせず、産業保健活動の企画当初から念頭に置き、産業保健スタッフとして何ができるのか考える姿勢が重要です。また、産業保健スタッフは、従業員と共に事業場内に存在するため、従業員の意向を常に確認しながら、上司、人事・労務担当者、医療機関、地域保健など、必要な関係者・関係機関と連携を取りやすく、コーディネーターの役割を果たすことができます。さらに、産業保健スタッフは産業保健の専門家として、地域保健にとっての資源であることを認識し、地域・職域連携推進協議会を始め、地域保健が主催する会議の場において、産業保健活動のノウハウを提供する役割も担っていると考えます。

　産業保健スタッフは従業員一人ひとりの健康を労働の現場だけで捉えるのではなく、地域そして社会に拡げて捉える視点が必要です。つまり、従業員を労働者としてだけでなく、生活者として捉え、生活者を支援するために自分たちができることを考えてみてください。連携経験者たちの言葉に表現されている通り、自分だけで支援することが難しい時は、つながる先を探す、コーディネートする、そして、地域保健の資源を利用すると同時に自分自身も資源になることを厭わないことです。これらを実践できれば、地域保健に限らず、どんな関係職種・関係機関ともスムーズに連携できると思います。

memo

参考文献

1) 日本産業衛生学会 産業看護部会. 産業看護の定義
http://sangyo-kango.org/wp/?page_id=23(2021年3月25日)
2) 松尾陽子. 青・壮年期男性をターゲットとした生活習慣病予防の新たな取り組み―旭川市の「健康男子プロジェクト」. 保健師ジャーナル. 2017；第73巻9号：703-705, 744-751
3) 若山桂子, 細井智子, 里見芳子, 鈴木ひろみ, 高橋育子. 企業と連携した青壮年期層への食育の実践. 保健師ジャーナル. 2017；第73巻7号：549-551, 592-596
4) 一般社団法人日本透析医学会統計調査委員会, 図説 わが国の慢性透析療法の現況, 2016：
https://docs.jsdt.or.jp/overview/

memo

第Ⅱ章 地域・職域連携各論

コラム　Win-Winの関係でいることの重要性

　地域・職域連携推進協議会の主催者が都道府県や2次医療圏の自治体であるため、地域・職域連携は地域保健関係者が推進し、もっというと、地域保健関係者が事業場を支援するものと考えられる場合があります。現在は、前述（第Ⅰ章 #1 地域・職域連携とは（P.2））したように実践的な地域・職域連携が行えていない状況ですから、例えば、自治体保健師が管轄する地域に所在する事業場へ出向き、健康教育を実施する、というような活動も成り立っています。しかし、その活動が管轄地域に広まり、全事業場が「うちにも健康教育に来て欲しい」と要望したらどうでしょう？　地域保健が持つ人的資源ではとても対応できないはずです。

　「地域保健関係者がすべてお膳立てして協議会や研修会を開催する」、「地域保健関係者が事業場に何かしてあげる」という一方通行の活動では近いうちに限界が訪れます。地域・職域連携において、地域保健と職域保健は同じ立場にあり、共通の健康問題を解決するために保健活動を展開する、いわば同士です。例えば、地域・職域連携推進協議会では、地域保健、産業保健の実践者を集めたワーキンググループを作り産業保健関係者も企画・運営においてしっかり役割を担う。また、自治体保健師が中小規模事業場の健康支援を行う場合、その目的は事業主や従業員本人が主体的な健康づくりを推進できるよう支援することであり、単発的な健康教育を実施することではありません。主体的に健康づくりができる事業場同士がつながれば、必然的に健康な住民が増えることにもつながります。

　また、産業保健スタッフは、労働者の健康づくりのプロであることから、地域保健にとっても人的資源といえます。例えば、市町村職員のメンタルヘルス不調や生活習慣病等の健康問題に取り組む自治体保健師を対象に、産業保健スタッフが講師となって日頃の産業保健活動を基にした有効な支援方法を伝えることもできるでしょう。

　このように、地域・職域連携は決してどちらか一方が支えたり、リードするものではなく、常にWin-Winの関係でいることを念頭に置くことが重要です。

三橋祐子

第Ⅲ章
地域・職域連携実践事例

本章では、地域・職域連携の経験を持つ産業看護職および、自治体保健師の支援事例を掲載します。以下のように、各領域に分けて掲載します。

> ### ＃１．母子保健
> ### ＃２．成人保健
> ### ＃３．高齢者保健
> ### ＃４．精神保健
> ### ＃５．その他

　事業場規模や産業保健スタッフの雇用・配置体制、事業場所在地の地域環境等により、そのまま活用することが難しい事例、必要としない事例も含まれると思います。しかし、連携経験者たちがどのような背景や経緯で地域保健との連携の必要性を判断し、行動に移したのか、また、それによる成果を知ることで、読者である皆さまの日々の保健活動に生かせるヒントが得られるでしょう。

　また、地域保健との連携において、産業保健スタッフ自身が地域保健関係者と元々、面識がある場合とそうでない場合とでは、最初に連絡する者が感じる緊張感や不安感等に大きな差があると思います。各事例において、連携の経緯や面識の有無に当たる箇所は緑太字で記載しましたので、参考にしてみてください。

　事例の中には地域保健につないではみたものの、当初、期待したほどの成果は得られなかった事例もあります。これまでに何度も地域保健との連携を経験した者であっても、連携の都度、試行錯誤を繰り返し、連携を試みている様子も感じられると思います。

　皆さまが置かれたそれぞれの職場環境において、保健活動を展開する際に生かせる手法を見出す気持ちで読んでみて下さい。

　尚、個人・事業場等の特定を防ぐため、一部、事例の年齢・性別等の基本情報や背景などを加工し掲載しております。

#1 母子保健

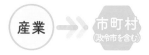

（1）出産後まもなく子どもを亡くした従業員が退職する際、町の保健師に支援を依頼した例

（2）子育ての悩みを持つ従業員とその妻への支援として、市の保健師へつないだ例

（3）海外赴任への帯同に伴い、不安を持つ従業員への支援として、市の保健師へ相談した例

第Ⅲ章 地域・職域連携実践事例

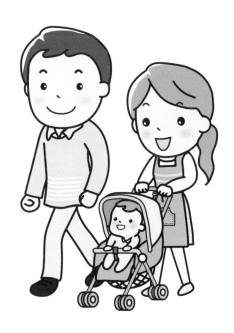

（1）出産後まもなく子どもを亡くした従業員が 退職する際、町の保健師に支援を依頼した例

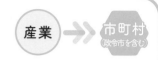

▶ 事例の概要と連携の経緯

従業員（A氏）：30歳代　女性　家族構成：本人、夫、長男（2歳）の3人暮らし
健康問題と連携の判断：出産後、1週間で第2子が死亡した。A氏のショックは大きく、その後、うつ症状が出現した。産後休暇後に復職できず、「うつ症状」の診断書によって休職となった。
A氏から産業看護職へ直接の相談はなかったが、人事部門の担当者より診断書が提出されたことにより、産業看護職はA氏が第2子死亡によるうつ状態にあることを把握した。第2子死亡から約1カ月後、産業看護職からA氏に電話連絡をした。その後、産業看護職は休職期間満了まで継続して支援を行ったが、復職の目途が立たず、A氏は退職することとなった。
産業看護職は、A氏の状態から長男の育児面の不安（育児放棄）や自殺企図が懸念されたため、「町役場の母子保健担当保健師との連携が必要」と判断し、保健センターへ連絡した。母子保健担当保健師と過去に連携した経緯は無かった。

▶ 連携内容

A氏は退職後、専業主婦となるため地域保健の対象となる。長男の乳幼児健診の機会において、A氏の精神状態の経過観察が必要であること、場合によっては家庭訪問が必要な可能性があることを、母子担当保健師へ電話で伝えた。母子保健担当保健師は、情報提供に対して、母子手帳発行時の状況や長男の乳幼児健診での情報、マタニティ教室への参加状況等を確認の上、折を見て連絡し、状況を確認することを申し出てくれた。

▶ 連携による成果

A氏は退職したため、産業看護職としては、その後の経緯を母子保健担当保健師へ直接、確認することはできなかった。しかし、職場からの情報によると、懸念されたような長男の育児放棄や自殺等の問題が起こることは無く、日常生活を送れているとのことであった。母子保健担当者と定期的に顔を合わせる機会など、連携しやすい場があれば、確認できたと思われる。結果的には、大きな問題に至ることなく経過したが、懸念したような事態（長男の育児放棄や母親の自殺等）が起こる可能性も考えられたため、A氏の退職後の生活をイメージし、母子保健担当保健師へつないだことは、危機的な事象を未然に防ぐことができたと考える。

▶ 連携時の配慮・工夫

この事例の実施時は、まだ個人情報保護の観点において厳密な対応を求められていなかった。よって、A氏の同意を得ることなく、母子保健担当保健師へ情報提供を実施した経緯がある。母子保健担当保健師には、この情報提供において、A氏の同意を得られていない旨を明確に伝え、支援する際の情報の把握元を開示する際、配慮してくれるよう伝えた。

(2) 子育ての悩みを持つ従業員とその妻への支援として、市の保健師へつないだ例

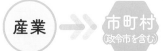

▶ 事例の概要と連携の経緯

従業員（B氏）：30歳代　男性　家族構成：本人、妻、長男（2歳）の3人暮らし
健康問題と連携の判断：B氏は、上気道炎の症状があったため診察目的で健康推進センターを訪れた。そこで、産業医がよく話を聞いたところ、「妻が子育てに悩んでいて、自分が残業して遅く帰宅しても、まずは妻の訴えを聞き、気を鎮めなければならない。それに長い時間を費やしている毎日が続き、夫婦共に疲弊している」と話した。産業医は、B氏の体調不良の原因は、育児と妻の精神状態の不安定さにあると判断した。産業医は、この問題の解決のためには、地域保健との連携が必要であると判断し、日頃から地域保健担当者と連携している産業看護職へ引き継いだ。産業看護職がさらに状況を聞いてみると、B氏の妻は長男の言葉の発達が遅れているのではないかと気にしていること、他地域から引っ越してきたばかりで周囲に相談できるママ友が居ないことがわかった。産業看護職は市役所の母子保健担当保健師へつなぐことで問題解決の方向性が見出せると判断した。B氏の住所地は、事業場所在地と同じであり、事業場所在地の保健師とは、産業医・産業看護職と月1回定例的に集まり、連携会議を開催していた。そのため、母子保健担当保健師とも顔見知りの関係であった。

▶ 連携内容

B氏の相談を受けた翌日、産業看護職より市役所の母子保健担当保健師へ電話し、B氏の妻と長男の状況を説明、「B氏宅へ家庭訪問をし、改めて直接、妻（母親）から長男の状況を聞き、母子の様子を観察して欲しいこと」を伝えた。数日後、母子保健担当保健師がB氏宅を家庭訪問した。家庭訪問後、父親であるB氏に母子保健担当保健師から直接、状況を説明するため、母子保健担当保健師が事業場内健康推進センター相談室を訪れた。そこで、家庭訪問の結果報告と今後の対応策を協議した。

▶ 連携による成果

B氏の妻（母親）と長男は、市役所所属の心理相談員に相談する機会を定期的に持つことになった。その後の経過をB氏に確認したところ、長男の言葉の発達が促され、また、子育てグループに参加することによってママ友ができ、妻（母親）の悩みの解消に至った、と話した。また、B氏自身も、長男の言葉の発達を実感できて安心したこと、残業して遅く帰宅しても妻が感情的に不安を訴えることがなくなり、安心して仕事に励むことができると話した。

▶ 連携時の配慮・工夫

産業看護職がB氏の相談を受けた際、母子保健担当保健師につなぐことによるメリットをB氏に十分説明し、帰宅後、市への情報提供に関する妻の同意を得るよう伝えた。従業員とその妻が同意したことは、メールに記載して産業看護職へ送付してもらい、活字として残した。また、市の保健師による家庭訪問の結果報告を、市役所保健師を健康推進センターへ招いて行うことはこれまでに例がない無い設定であった。よって上司の許可を得るため、B氏の健康状態の悪化を防ぐ意味で必要なこととして総務部長に交渉した。その結果、「産業看護職がB氏の健康相談を行う際、助言者的な立場で母子保健担当保健師が同席するという設定なら可」という承認を得て、実現した。

（3）海外赴任への帯同に伴い、不安を持つ従業員への支援として、市の保健師へ相談した例

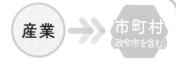

産業 ➡ 市町村（政令市を含む）

▶ 事例の概要と連携の経緯

従業員（C氏）：30歳代　女性
家族構成：本人、夫（海外赴任中）、長女（小2）、長男（5歳）、二女（1歳）
健康問題と連携の判断：定期健康診断の事後指導の場面で、C氏は、夫が海外赴任を開始したため、育児や日常生活面でC氏の負担が増え、仕事との両立が難しいこと、育児休暇後の復帰で職場にもまだなじめないことを聞いた。夫の海外赴任に帯同すると退職しなければならないので、帯同するか悩んでいるとのことだった。その後数回の相談の後に、C氏は海外赴任に帯同することを決断した。帯同にあたって二女の予防接種について悩みが生じた。よって、予防接種、および育児相談含め、C氏の住所地である市役所の母子保健担当保健師との連携が必要と判断した。母子保健担当保健師と過去に連携した経緯はなかった。

▶ 連携内容

まず、母子保健担当保健師に電話をしたところ、快く相談内容を聞いてくれた。海外へ渡航する上で必要な乳児の予防接種についての情報提供と、すでに夫は海外赴任中であり、母子家庭状態のため、育児支援の対応が可能か相談した。また、今後の支援方法として、家庭訪問もしくはC氏が保健センターへ出向くかについても確認した。C氏の氏名を告げたところ、育休中にたびたび市役所の母子保健サービスを利用しており、母子担当保健師も認識していることがわかった。

▶ 連携による成果

C氏が保健センターへ出向く形で、母子担当保健師が育児相談を行ってくれた。現在の状況で、何か大きな問題が生じている訳ではないため、当初、産業看護職が期待したような市役所による継続的な支援対象にはならなかったが、C氏は、この相談をきっかけに母子担当保健師を信頼したようで、必要に応じて相談できる関係性を築くことが出来た。予防接種については、赴任先の衛生状態に応じて必要な予防接種の内容が異なるため、帯同家族の予防接種は、C氏と夫と社内で調整することとした。その上で、市町村で実施する二女の予防接種をどこまで済ませて渡航するべきか母子保健担当保健師にC氏が確認することになった。

▶ 連携時の配慮・工夫

C氏の同意を得た後に、市の母子保健担当保健師と連絡をとった。C氏が地域保健へ相談する必要性を認識し快諾してくれたため、特別な工夫は必要なかった。

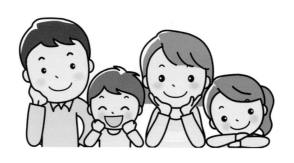

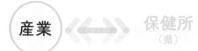

#2 成人保健

産業 ←→ 保健所（県）

（1）県循環器疾患予防キャンペーンを保健所の担当者と協働して開催した例

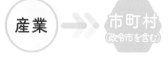

産業 → 市町村（政令市を含む）

（2）事業場内での健康教育において、町役場の管理栄養士を講師として招き、従業員家族のニーズも視野に入れて開催した例

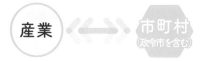

産業 ←→ 市町村（政令市を含む）

（3）健康づくりイベント（運動）を区役所保健師等と協働して開催した例

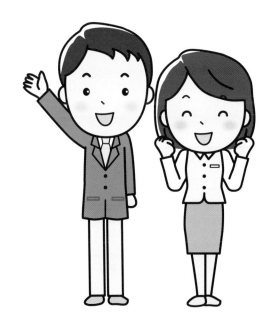

（1）県循環器疾患予防キャンペーンを保健所の担当者と協働して開催した例

産業 ⟪⟫ 保健所（県）

▶ 事例の概要と連携の経緯

当事業場では、健康づくり事業の年間計画を基に、健康イベントを年間通じて開催している。しかし、産業看護職は一人職場であり、年間の予算も限られている中で質のよい（充実した）健康イベントを開催することに限界を感じていた。民間会社の協力による健康イベント開催では、イベント経費がかなり高額で、またレンタル機材にも経費を要する。そこで、事業場内で循環器疾患予防キャンペーンを行うにあたりインターネットで何か有効な情報がないか検索していたところ、県立の健康プラザ等にて、体脂肪計や塩分濃度計測器などを無料で借用できることを知った。そして、早速、事業場所在地を管轄する保健所（県）に相談した。相談の結果、初年度は機器の貸し出しとともに、保健所健康増進課の担当者（技師）が対応してくれた。その後、毎年、継続してこの健康イベントを開催し、保健所保健師および、市役所の管理栄養士の協力が得られるようになった。

▶ 連携内容

保健所健康増進課の担当者（技師）に連絡し、県立の健康プラザや保健所が所有する体脂肪計や塩分濃度測定器を健康イベント開催期間、無料で借用可能か相談した。機器の借用について承諾を得るとともに、保健所担当者より、健康イベントの機会を利用して禁煙に対する啓発活動を実施したいとの申し出があった。産業看護職一人だけでは充実した健康イベントの開催に限界を感じていたが、保健所の専門職の力を借りることが出来れば、専門性の高い健康支援が出来ると考えた。そこで、健康イベント開催要項（資料参照）を作成し事業場の人事課へ趣旨説明と相談をした。人事課の承諾が得られ、保健所と連携して事業場内において健康イベントを開催できることになった。毎年、共同開催を継続するうちに、市役所の保健師、管理栄養士もイベントに参加したいと希望があり、市、保健所、事業場で協働し、開催することとなった。

▶ 連携による成果

産業看護職一人だけではマンパワー不足で難しかったイベントを保健所（県）や市と連携して開催することができ、保健所担当者の専門性を活かした保健指導の提供など、従業員はより専門性の高い支援を受けることができた。また、アンケート作成や集計、事前準備等も保健所側で対応してくれたため、産業看護職の業務負担が軽減できた。さらに、県からのレンタル機材も保健所側で用意してくれた。県の健康施策を取り入れることによって、県全体の統計データや県の持つその他の情報なども得られ、事業場所在地域での健康状態の傾向を把握し、従業員に周知するきっかけになった。そのことにより、この地域に存在する事業場の産業看護職として自分は何に取り組む必要があるのか再認識することが出来た。

▶ 連携時の配慮・工夫

保健所との打ち合わせを実施し、目的、ねらい、実施主体、期間、イベント内容、必要物品、評価方法、アウトカム指標、事前準備事項など具体的な内容を決定した。事業場側（人事等）には、地域保健関係者と協働して企画立案することを事前に報告し了承を得た。その際、連携のメリット（専門職の確保、経済的効果等）について具体的に伝え、理解を得ることが重要である。保健所は年度計画（4月〜翌年3月）なので5月頃に一度連絡を入れておくと、企画がスムーズである。イベント終了後、次年度計画について早々に連絡を入れておくと、たとえ、担当者が異動しても後任の担当者が実施してくれる可能性が高い。

資料 循環器疾患予防月間キャンペーン（案）について

1. 目的　　　本県は，心疾患や脳血管疾患等の循環器疾患や糖尿病等の生活習慣病による死
　　　　　　　亡率が高い。生活習慣病は日常生活と深く関連していることから、個人の生活
　　　　　　　習慣改善の重要性を広く普及啓発することを目的に実施する。

2. 実施主体　　○○保健所 、○○（株）○○工場

3. 実施期間　　○○○○年○月○日～○月○日
　　　　参考・健康増進普及月間（厚生労働省）　９月
　　　　　　・循環器疾患予防月間（○○県）　　９月
　　　　健康増進月間共通標語
　　　　　　「1に運動　2に食事　しっかり禁煙　最後にクスリ」

4. 実施場所　　○○（株）○○工場　1F　食堂前

> **ちょっとひとこと！**
> 地域保健側の目的に加え、事業場における目的を明記すると、よりこの企画の重要性が関係者に伝わりやすいでしょう。また、初めての協働企画の場合は、なぜ、地域保健と協働する必要があるのか、その理由を記した項目もあるとよいですね。

5. 実施内容

日時	内容	
○○○○年 ○月○日～ ○月○日	●食堂前にキャンペーンブースを設置 ・循環器疾患予防月間の普及啓発資料（ボールペン・ 　生活習慣病に関するリーフレット等）の配布※ ・体重・血圧・体脂肪測定 ・野菜350g重量当てクイズ ・減塩テープによる塩分濃度の測定 　（減塩みそ汁の試食付き） ・パネル・模型の展示※ ●歯科検診時にミニ健康講話の実施 ・15分程度の食事に関するミニ講話を実施	○○（株） ○○保健所
○○保健所 ○○○○年 ○月○日～ ○月○日	●ノンフライデーの実施 ※毎週金曜日をノンフライデー（金曜日）とし、揚げ 　物の提供はしない 循環器疾患予防月間のポスターの掲示※ 卓上ポップの設置※	○○（株） 食堂

　　　　　　　　　　　　　　　　　　　※は保健所において準備可能なもの

6. スタッフ
　　○○（株）○○工場　看護職：○○、○○保健所健康増進課　担当者（技師）：○○

7. 評価
　（1）アウトプット指標
　　　・体験者数　・資料の配布数
　（2）アウトカム指標
　　　・標準体重者の割合の増加　・自分に合った食事量がだいたい分かる者の割合
　（3）評価方法
　　　・アンケート調査の実施　・健康診断のデータの推移等
　事前準備品
　・塩分測定器　・啓発用パネル・模型　・チラシ（生活習慣病・歯科保健関係）
　・啓発用グッズ
　・試飲用の紙コップ類　・位相差顕微鏡（保健所より貸出可能）

（2）事業場内での健康教育において、町役場の管理栄養士を講師として招き、従業員家族のニーズも視野に入れて開催した例

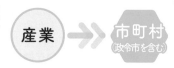

産業　≫≫　市町村（政令市を含む）

▶ 事例の概要と連携の経緯

定期健康診断の結果をどのように活用したいかについて、全従業員やその家族を対象としたアンケート調査を実施したところ、従業員や家族は、特に食生活改善に関する知識を得たいと考えており、同時にその内容を理解するのが難しいと感じていることを把握していた。また、特定健診・特定保健指導が始まったタイミングでもあり、従業員の関心が、これまでに比べて生活習慣の改善に向いていることを認識していた。産業看護職は常々、調理を担当する家族にも話す機会が持てたらよいと考えていたが、事業場内で行う保健指導に家族を呼び出せる状況にはない。そこで、従業員および、家族のニーズに応えられる健康教育を計画したいと考えた。
産業看護職は保健福祉事務所で開催される地域・職域連携会議に定期的に参加していた。その会議の場において事業所所在地である町役場の管理栄養士と同席したことがあり、顔見知りであったため、この状況を相談してみることにした。

▶ 連携内容

事業場所在地である町役場の管理栄養士へ、全従業員を対象とし、家族も視野に入れた健康教育の講師を依頼したところ、地域保健活動の一環として、引き受けてくれた。

▶ 連携による成果

従業員のほとんどが男性であるため、食品や料理に関する基礎的な知識が少なかったが、管理栄養士が工夫して食品群をクイズのような形で提示したので、楽しみながら知識の普及ができた。従業員は、この健康教育を機会に、食生活の改善について身近に手軽に考えることが出来るようになったようだった。また、従業員には、栄養士より、家族に向けた持ち帰り用のわかり易い資料も準備された。このような従業員やその家族への支援は、専門職ならではの配慮と指導技術によるものであり、町役場の管理栄養士と連携したからこそ得られたものであった。従業員やその家族が、食生活に関する内容を相談できる管理栄養士が町にいることを知り、住民もしくは在勤者である自分たちが、今後、必要に応じて町の管理栄養士に相談ができることを知った。

▶ 連携時の配慮・工夫

事業場内で健康イベントの実施申請をし、会社から町長宛に講師依頼文書を発行した。

（3）健康づくりイベント（運動）を区役所保健師等と協働して開催した例

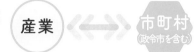

▶ **事例の概要と連携の経緯**

当事業場の管轄地域では、地域・職域連携情報交換会を発足させ、自治体保健師等と近隣の事業場の産業看護職等で定期的に集まり、情報交換を開催している。ある年、地域では運動（ジョギング）に関する健康づくりイベントに力を入れ、区内で展開していた。しかし、イベントを開催しても参加者の多くが高齢者であり、働く世代の年齢層への支援が実現しないという状況であった。一方、当事業場では運動をしない従業員の割合が高く、健康診断の有所見率の悪化を防止するためにも、運動支援の強化が必要であると考え新たな取組みを検討していた。このような、地域・職域での状況を情報交換会で共有することにより、お互いが協働してイベントを開催することへとつながっていった。

地域保健側の人的資源として、スポーツセンターのトレーナーや保健師が運動指導のスキルを有しており、運動に関する講演会への講師派遣も可能ということで、連携することにより効果的な運動（ジョギング）イベントが開催できると判断した。

▶ **連携内容**

地域・職域連携情報交換会において、区役所保健師より、地域・職域で連携して運動イベントを開催したいとの声かけを受けた。事業場側でも連携の必要性を強く感じていたため、総務部門と産業医に地域保健担当者と協働することについて提案し、承諾を得て、運動イベントを企画することになった。

運動（ジョギング）に関する講演会の講師紹介を受けた。また、イベント時、区役所保健師、トレーナーが事業場内に来て、従業員へのジョギング指導や伴走をしてもらった。

▶ **連携による成果**

地域で実施したジョギングイベントの内容を参考に、ジョギングに関する講演会、ジョギングイベントを昼休みに数日間、開催するなど年間のイベント内容を計画したことで、スムーズに実践することができた。ジョギングイベント時は、ジョギングの指導スキルを有した区役所保健師、スポーツセンタートレーナーが多数派遣され、効果的で活気のあるイベントを開催することができた。また、当事業場での連携の成果を地域・職域連携情報交換会で共有することにより、近隣の他事業場でも地域と連携して各種健康イベントを実践することになった。このように、地域と職域の連携が広まり、効果的な健康支援へつながるとともに、産業看護職1人職場の事業場でも地域のマンパワーやスキルの提供により効果的な健康イベントを開催できると事業場内外に示すことができた。

▶ **連携時の配慮・工夫**

今回の運動イベントでの地域・職域連携は、地域保健と産業保健双方の看護職の連携への思いが一致しており、事業場の総務担当者や産業医の理解もすぐに得られたことから計画から実践までスピーディかつスムーズに進めることができた。また、1回きりのイベントではなく、毎年実施し、3年間は継続するという計画を立て実践したことから、連携の継続による運動イベントの定着化と運動支援の強化を実現することができた。

#3 高齢者保健

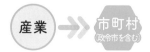 産業 ➡ 市町村（政令市を含む）

（1）元従業員（OB会）への健康教育を市保健師へ講師依頼して実施した例

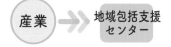 産業 ➡ 地域包括支援センター

（2）認知症の父を持つ従業員への支援として、地域包括支援センターへつないだ例

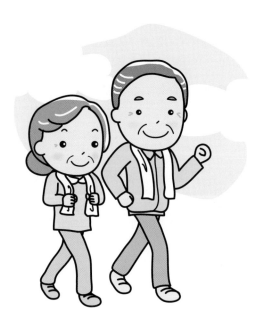

（1）元従業員（OB会）への健康教育を市保健師へ講師依頼して実施した例

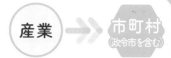

産業 ▶ 市町村（政令市を含む）

▶ 事例の概要と連携の経緯

人事総務担当者を通して、OB会会長から、産業看護職による30分程度の健康教育をしてほしいとの相談があった。会員の高齢化が進んでいる現状があるため、それを踏まえた健康教育を希望されていた。産業看護職は過去にこのOB会で健康教育を実施した経緯があること、既に退職した従業員が対象であり、具体的な地域資源等について市保健師から直接、話してもらった方が有効と判断した。これまで市とは連携した経験があったため、人事総務担当者も各種イベントを通して市役所との関係づくりができており、今回は人事総務担当者から市役所へ依頼した。

▶ 連携内容

人事総務担当者より市の健康福祉部健康増進課へ連絡し、市保健師がOB会において30分程度の健康教育を実施した。退職後、OB会に加入している従業員（65歳～70歳代の元従業員約20名～30名）を対象として、健康教育の内容は、認知症・脳梗塞予防、血圧管理等とした。県や市で発行している各種資料（料理応援ブックなどのパンフレット・マグネット）を配布し、対象者に合う保健事業について紹介した（例：高齢者を対象とした料理教室など）。また、健康教育実施後は、市保健師から産業看護職へ、健康教育実施時の対象者の様子等の報告があった。

▶ 連携による成果

対象者の特性に応じた内容で、具体的な地域保健事業も紹介されたことによって、対象者は有効な情報を得ることができた（実際の調理法や栄養面の知識など配布物による具体的な情報）。また、市保健師の立場では、退職後、まだ日が浅い、元気な高齢者を対象とした健康教育を実施でき、介護予防の普及として効果的であった。会社としては、退職後の従業員の健康も産業看護職および、自治体保健師の力も借りながら支援するという点でイメージがよく、地域で生活する高齢者の健康づくりにも貢献することになりCSRの観点からも評価が高いと思われる。

▶ 連携時の配慮・工夫

日頃から、事業所所在地の市役所とはイベントの開催等において関係性が出来ていたことから今回の講師依頼もスムーズであった。産業看護職は、市から講演会PR等の依頼を受けたり、保健所を通して産業保健に関する内容で講師役を務めたりなど、産業看護職自身も地域保健の役に立つ活動に取り組んでいるので、お互いに協働関係が出来ている。

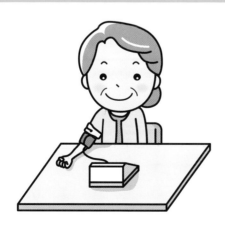

第Ⅲ章　地域・職域連携実践事例

（2）認知症の父を持つ従業員への支援として、地域包括支援センターへつないだ例

産業　➡　地域包括支援センター

▶ 事例の概要と連携の経緯

従業員（D氏）：50歳代　男性　**家族構成**：本人（単身赴任中）、妻（常勤で就労）
健康問題と連携の判断：ある金曜日、産業看護職が別件でD氏の職場に電話したところ、D氏が2週続けて金曜日や月曜日に休んでいるとのことであった。産業看護職は、以前、定期健康診断の事後保健指導の際、D氏の高齢の両親が他県におり、今後、両親が体調を崩すようなことがあると心配だという話を聞いていた。翌週火曜日、D氏が出社した時刻を見計らって産業看護職より連絡し、詳細を確認した。その結果、D氏の両親は片道4時間以上かかる他県に在住しており、父親は認知症のような症状を呈しているが、本人が受診を拒否し確定診断は受けていないことを聞いた。さらに、母親には持病があり、両親と同県内に居住しているD氏の姉が時々訪問してはいるが、実質的な介護は単身赴任中であるD氏が毎週末帰省して行っていることがわかった。既に、家族だけでの介護には限界があり、介護保険サービスの申請が必要と判断した。

▶ 連携内容

D氏同席のもと、最初に、両親の住所地の市役所介護保険課に連絡し、担当の地域包括支援センター保健師を紹介してもらった。続けて、地域包括支援センターに電話をし、保健師に両親の状況（①老ー老介護の状態で母親は通院治療中であること、②確定診断は受けていないが父親に認知症の症状があること、③本来、面倒を見ることとなっている息子（D氏）が単身赴任中であること、④介護保険の申請をしたいこと、等）を説明した。従業員本人に電話を代わり、地域包括支援センター保健師と従業員とで面談日を約束した。

▶ 連携による成果

専門職同士で事前に話をしたことにより、具体的な健康問題や生活の状況が適切に伝わった。面談日に地域包括支援センター保健師が両親のもとを訪問し、受診、即日、介護ヘルパー利用となった。また、従業員が何度も地方にいる両親の元に通うことなく、必要な介護サービスを早々に利用できることになった。その後、ケアマネージャーとの定期的な連絡調整は、D氏の姉が担当することになり、D氏は仕事を休むことなく、仕事に集中できるようになった。

▶ 連携時の配慮・工夫

介護保険という言葉は知っていても実際に利用するにはどうしたらよいかをD氏は知らなかった。まず介護保険で受けられる一般的なサービスの内容を説明し、父親が対象となる可能性があることを助言した。そしてD氏はサービス利用に積極的であり、片道4時間以上かかるところに居住する両親の介護に疲弊していたため、産業看護職と地域包括支援センターの保健師で問題解決の方向性や具体策について検討し、早々にサービスを利用できるようにと介護保険申請の段取りをサポートした。

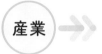

精神保健

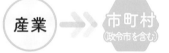

（1）アルコール依存症の従業員が職場復帰する際、保健所の精神保健担当保健師より社会資源について情報収集した例

（2）自閉症スペクトラムを持つ従業員の、家族を巻き込んだ生活支援について保健所保健師に相談した例

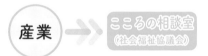

（3）メンタルヘルス不調の従業員が定年退職する際、町役場の保健師へつないだ例

（4）精神状態の不安定な息子と疲労感の強い妻に関する悩みを抱える従業員への支援として、市の保健センター保健師へつないだ例

（5）精神保健福祉手帳をもつ従業員の福祉制度利用について区役所保健師に相談した例

（6）うつ病のため退職する従業員の、退職後の継続支援を市保健センター保健師に依頼した例

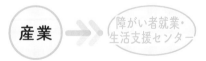

（7）摂食障がい等のある娘を持つ従業員への支援として、市社会福祉協議会の「こころの相談室」へつないだ例

（8）強迫性障がいを持つ従業員の退職に向け、その後の就職先について障がい者就業・生活支援センターへ相談した例

（9）知的障がい者である従業員の就労について、障がい者就業・生活支援センターへ相談した例

（1）アルコール依存症の従業員が職場復帰する際、保健所の精神保健担当保健師より社会資源について情報収集した例

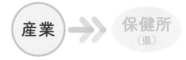

▶ 事例の概要と連携の経緯

従業員（E氏）：50歳代　男性（単身赴任中　交替勤務有り）
家族構成：単身赴任のため家族は九州地方に在住
健康問題と連携の判断：E氏は長時間労働による産業医面談において、うつ傾向にあることがわかり、医療機関へ通院するようになった。数回、通院するうちに、アルコール依存症も合併していることがわかった。しかし、事業場所在地周辺にはアルコール依存症の適切な治療ができる医療機関が少なく、E氏は単身赴任による一人暮らしでもあるため、一旦、家族の住む自宅へ帰省し治療を受けることとなった。一定期間治療した後、職場復帰することになったが、産業看護職は、復職訓練と同時にアルコール依存症に対するフォローも必要であると判断した。そこで、事業場所在地を管轄する保健所から精神保健に関する地域資源について情報を得ることにした。以前、保健所で開催されていた地域連携会議に出席していたため、その際、同席した精神保健担当保健師と顔見知りであった。

▶ 連携内容

保健所の精神保健担当保健師に、アルコール依存症に関する治療が出来る、管内または、通院が可能な範囲で治療できる医療機関があるか、また、断酒会など従業員が断酒を継続するにあたり、支えてくれるようなグループ等の資源があるか電話で尋ねた。

▶ 連携による成果

地域における、特定の疾患に関する治療ができる医療機関の情報や、断酒会等のグループに関する情報は、ホームページなどの情報だけでは十分でない場合が多い。しかし、精神保健担当の保健師は、これまで複数の事例を支援してきた経験から、事例の特性に応じた治療や支援の必要性や利用方法などを伝えてくれるので、とても有益であった。

▶ 連携時の配慮・工夫

従業員の治療や復職において、職場の上司、人事担当者、帰省先での主治医、精神保健福祉士等、複数の関係者や専門職が関わったので、産業看護職は全ての窓口になり、コーディネーター役を務めた。それにより、多角的に情報収集し、保健所保健師に相談する際も健康問題の全体像を捉えて説明することができた。

（2）自閉症スペクトラムを持つ従業員の、家族を巻き込んだ生活支援について保健所保健師に相談した例

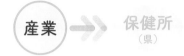

産業 ➡ 保健所（県）

▶ 事例の概要と連携の経緯

従業員（F氏）：20歳代　女性　家族構成：本人、母、弟の3人暮らし
健康問題と連携の判断：F氏は入社時より業務上のミスが多く、段取りが上手くできない、伝えたい事が伝えられない、他人とコミュニケーションが取れないなどの状態が見受けられていた。入社2年目にF氏より「心療内科を受診し社交不安障がいと診断されたが、母親が怒るので薬を内服できない」と健康管理室に相談があった。詳細を尋ねると、金銭面を含め母親に生活を強く管理されている状況であり、定期的な面談においてサポートしていくこととした。その後も、F氏からは体調不良の相談、職場からはF氏とどのようにコミュニケーションをとったらよいのか、うまく作業をしてもらうにはどういう指示の仕方や業務が望ましいのか、などの相談を受けながら10年以上にわたって支援を続けていた。しかし、F氏自身の特性や健康問題のみならず、母親の影響が極めて大きいこともあり、社内での支援では限界があった。家族を巻き込んで支援を行うためには保健所との連携が必要と考え、F氏が居住している地区の保健所に相談した。これまで、保健所保健師との面識はなかった。

▶ 連携内容

産業看護職より担当保健師へ当該事例におけるこれまでの支援の経緯と家族への介入方法、専門医療機関への紹介などについて相談した。障がい者支援チームの保健師より一度保健所で面談をする、という提案を受けた。面談当日は、F氏、弟、産業看護職が保健所を訪問した。面談では、体調確認及び母親との関係性などの状況が確認された。その結果、F氏は、保健所で実施している無料の精神科医による心の健康相談を受けることとなった。また母親については、この段階で特別な対応が図られることはなかった。

▶ 連携による成果

その後、F氏は専門医を受診しアスペルガー症候群の診断を受け、2年後には精神障がい者手帳を取得した。医療機関より障がい者就業・生活支援センターを紹介され、センターの相談員がF氏と母親との問題解決に介入し、長年にわたる生活環境の改善が図られた。当社では正社員から障がい者雇用に切り替え、職場の協力を得ながらF氏は現在も就労を継続できている。

▶ 連携時の配慮・工夫

本事例は、10年以上にわたって支援を継続しており、F氏、職場とも信頼関係が築けた中での対応であったため、F氏だけでなく上司・同僚の理解を得るのは比較的容易であった。一方で、問題の一因として家庭環境が関係していたため、会社として、産業看護職として、どこまで関与してよいのか、関与すべきか、悩ましい場面も多く経験した。母親との関係性に問題があることは事前にわかっていたため、保健所には弟の同行を促した。また、金銭的に余裕がない状況であったため、なるべくF氏に費用負担が発生しないよう配慮しながら地域保健との連携を図った。
今回のケースへの対応が終了したのちも、保健所の担当保健師とは様々な場面で連携を取り続けるよう心がけている。医療職同士のつながりが良好な関係性を維持する際の大切なポイントと思われる。

（3）メンタルヘルス不調の従業員が定年退職する際、町役場の保健師へつないだ例

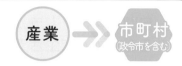

産業 ➡ 市町村（政令市を含む）

▶ 事例の概要と連携の経緯

従業員（G氏）：50歳代　男性　家族構成：本人、妻
健康問題と連携の判断：従業員のG氏はメンタルヘルス不調のため、長期間、休職していたが、状態が改善しない状況のまま、定年退職を迎えることとなった。通常、企業を退職した後に地域保健の支援対象となるのは、地域コミュニティに影響を及ぼすような何らかの問題が生じた場合など、健康問題に関する情報を地域保健関係者が入手した時である。よって、産業看護職は、メンタルヘルス不調が続き、悪化した場合の早期対応に向けて、退職直後から地域保健側で情報を得てもらい、何かの折に様子を見てもらう必要があると考えた。G氏の妻に町役場の保健師へG氏の現状に関する情報提供をした上で、保健師の協力を得ることについて提案し、妻の意思を確認したところ、妻自身も不安なので是非、そうしてほしい、とのことだった。

▶ 連携内容

町役場の保健師とは、様々な会議や研修などの場でこれまでに顔を合わせたことがあったため、すぐに電話で連絡した。従業員がメンタルヘルス不調により退職して地域保健対象になるため、必要に応じて、経過を見て欲しいこと、妻も希望していることを伝えた。また、産業医の意向でもあることを伝えた。その結果、町役場の保健師は、G氏宅と同じ地区へ出向く際、何度か家庭訪問し、治療の経過や夫妻の状態について確認した様子を報告してくれた。

▶ 連携による成果

従業員の退職後、治療を継続しながら家族と共に地域生活が送れていることを知ることができた。町役場の保健師の家庭訪問により、妻の不安軽減につながったことも推察される。

▶ 連携時の配慮・工夫

町役場の保健師に情報提供して経過観察の依頼をすることについて、家族の同意を得つつ、協議しながら進めた。地域保健関係者へ連絡する際は、いきなり具体的な依頼をするのではなく、このような事例に対して支援を依頼してもよいかどうかの打診から始め、共に協議する姿勢が必要である。地域保健においては、多くの困難事例を抱えており、その家庭訪問だけでも日程調整が難しいと聞く。こちらから、具体的な支援手法として家庭訪問を依頼するのではなく、町役場保健師の判断を促す形で依頼する方がよいと考え、配慮した。

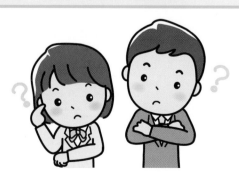

（4）精神状態の不安定な息子と疲労感の強い妻に関する悩みを抱える従業員への支援として、市の保健センター保健師へつないだ例

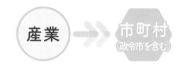
産業　➡　市町村（政令市を含む）

▶ **事例の概要と連携の経緯**

従業員（H氏）：30歳代　男性　**家族構成**：本人、妻、長男（小学生4年生）、長女（幼稚園）
健康問題と連携の判断：従業員H氏から相談の電話があり問題を把握した。H氏とは、毎年、定期健康診断の結果説明等で面識があり、家族のことであっても、産業看護職へ相談しやすい関係性が出来ていた。長男は妹（長女）とけんかしたり、親が怒ったりするとヒステリーを起こす。今朝、パニック状態となり呼びかけにも応答できなくなったため、救急車を要請し病院へ行った。過呼吸との診断であったが、これまでも同様の状況が何度かあり、病院で精密検査をしても特に問題ないようだ。学校では症状の出現はなく、担任教諭に理解してもらえていない。妻も長男へどのように接してよいか思い悩み、身体的な症状も出現（血圧が高くなり降圧剤を内服）するようになった。従業員のH氏だけではなく、家族全体を支援していく必要性があると考え、市の保健センター保健師との連携が必要と判断した。

▶ **連携内容**

H氏の同意を得た後、市の保健センター保健師に電話をし、この事例は地域保健において支援対象となるかを相談した。これまで、H氏居住の市の保健センター保健師との面識はなかったが、電話に出た保健師より、地区担当保健師を紹介してもらうことができた。この電話では、まず、長男の精神発達に関する状況、妻の負担感や戸惑いを伝え、家族の長男への接し方など、H氏や妻が困っている問題の整理を専門職同士でおこなった。そのうえで、今後の対応策についても共に検討した。産業看護職よりH氏へ地区担当保健師を紹介し、地区担当保健師へ依頼した内容を説明した。H氏から妻へ説明の後、妻が地区担当保健師へ相談することになり、市の保健センターが開催している発達相談に参加することになった。

▶ **連携による成果**

H氏の妻は、自治体が開催している発達相談に参加し、相談し、長男の発育に問題はないという結果を得た。しかし、長男の健康問題の解決には至らないため、専門医を紹介され、継続した支援を受けることができた。市の保健センター保健師の助言を受け、妻はパートに出て社会とのつながりを持つようになり、血圧のコントロールもできるようになった。

▶ **連携時の配慮・工夫**

市の保健センター保健師へ相談する意味を従業員のH氏へ明確に説明し、情報提供と健康問題の抽出は専門職同士で実施した。また、H氏の妻もかなり疲弊している状況であったため、スムーズに支援を受けられるよう、その点を強調して伝えた。しかし、家族の背景など家族の個人情報にも踏み込むことになるため、その後の相談は自主的に動いてもらうことにした。

第Ⅲ章　地域・職域連携実践事例

（5）精神保健福祉手帳をもつ従業員の福祉制度利用について区役所保健師に相談した例

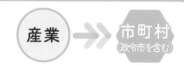
産業　市町村（政令市を含む）

▶ 事例の概要と連携の経緯

従業員（Ｉ氏）：40歳代　女性　家族構成：1人暮らし
健康問題と連携の判断：不安神経症で通院内服治療中。雇用前から精神保健福祉手帳の交付を受けており、会社側も把握していた。Ｉ氏の上司より、Ｉ氏の不安症状が悪化し、たびたび会社を休み連絡がとれなくなることを繰り返している、と産業看護職へ情報提供・相談があった。また、同じタイミングでＩ氏本人からも相談があった。産業看護職は生活に関する支援が必要と判断したが、これまで就労定着支援等を活用したことがなく、決まった支援者がいなかった。職域で支援できる範囲には限界があり、地域保健での支援の必要性を感じ、区役所へ連絡した。

▶ 連携内容

産業看護職は、Ｉ氏が出社した際に面談を実施した。その際、Ｉ氏より、区役所保健師の名刺を提示された。この名刺は、Ｉ氏が精神保健福祉手帳を申請した際に、「何かあれば相談を」と、区役所保健師より手渡されたものであった。まずは、Ｉ氏と今後の方向性について話した上で、地域保健においてどのような支援が可能かを確認するため、産業看護職より区役所保健師に電話をすることになった。これまで、Ｉ氏居住の区役所保健師と面識はなかった。名刺に記載された保健師から地区担当保健師の方がよいとの助言があり、地区担当保健師を紹介された。地区担当保健師にＩ氏の状況を説明し、利用可能な福祉制度等を検討する余地があることがわかった。そこで、地区担当保健師に一度、Ｉ氏と会って生活状況を把握し、利用可能な制度等について説明してほしいことを依頼した。

▶ 連携による成果

地域保健において、生活を支援する方法があることを本人が理解し、不安が軽減した。そのことによって、会社を休むことが少なくなった。

▶ 連携時の配慮・工夫

不安が増して引きこもり状態になると、Ｉ氏となかなか連絡が取れなくなる状況であった。職場の上司も対応に苦慮しており、活用できる資源があるならば利用したいという思いがあったため、地域保健と連携するにあたって、組織の理解をスムーズに得ることができた。本人は疾患の特性上、初対面の人とうまくコミュニケーションをとることができない。よって、先に専門職同士で情報の共有を図ったことは有効であった。また、地域保健で担って欲しい役割を産業看護職が整理したうえで本人に伝え、信頼関係のできている産業看護職から地区担当保健師を紹介する形とした。地区担当保健師へ連絡を取る際は、本人同席の元、電話をかけた。

（6）うつ病のため退職する従業員の、退職後の継続支援を市保健センター保健師に依頼した例

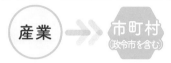
産業 ▶ 市町村（政令市を含む）

▶ 事例の概要と連携の経緯

従業員（J氏）：40歳代　女性　家族構成：1人暮らし
健康問題と連携の判断：J氏は職場の人間関係で悩み、上司に相談したところ、本人希望もあり職場異動となった。しかし、新しい職場環境に慣れず、情緒不安となり心療内科を受診したところ、主治医から「希死念慮あり。1カ月の自宅療養が必要」との診断書が提出され自宅療養を開始した。J氏は1人暮らしで、身近に面倒をみてくれるキーパーソンがいないことから、自宅療養中は健康管理室が会社の窓口となり定期的に電話で体調確認を行った。1カ月の自宅療養後、「復職可能」の診断書が提出されたため、「リハビリ出社」（試し出勤制度）を試みるが、なかなか予定通りに出社できず、正式な職場復帰は不可と判断された。その後、J氏は退職を希望された。体調不良が顕著であり、独身で身寄りもなく、また経済的にも困っている状況であったため、地域保健による支援が必要と考えた。

▶ 連携内容

人事担当者、産業医と相談し、J氏の同意を得た上で居住する市の保健センター保健師に相談し、退職後の継続支援を依頼した。これまで市の保健センター保健師との面識はなかった。

▶ 連携による成果

J氏の退職後、保健センターの担当保健師がJ氏宅を家庭訪問し、健康状態、家庭環境や経済状況を把握した。その後、担当保健師は会社の健康管理室を訪れ、家庭訪問で得た詳細な情報を共有、および今後の地域保健の支援内容について報告された。従業員の退職後に、会社の健康管理室が健康支援を継続して行うことは難しい。特に、メンタルヘルス不調やがん等の重篤な疾患を抱えて退職する従業員については、健康管理室が有している情報を地域保健の保健師、専門医療機関等と共有し、引き続き地域保健で支援していける体制が構築できれば有意義と思われる。

▶ 連携時の配慮・工夫

保健センターの担当保健師と電話で話をした際、先方より「地域の保健師が突然連絡すると本人も不安に感じるでしょうから、保健センターから家庭訪問をさせていただく事への本人同意を得て欲しい」と依頼があった。事前にJ氏の承諾を得た上で保健センターに連絡をしてはいたものの、退職の際に再度、保健センターの保健師が家庭訪問することをJ氏に伝え、地域保健担当者が介入しやすくするようサポートした。このように、地域保健の担当者が介入しやすい環境を整えることも連携の一環と考え、地域保健と連携する場合には「事前にこちらで対応しておいたほうがよい事はありませんか？」と先に尋ねるなどの工夫を行っている。

第Ⅲ章　地域・職域連携実践事例

（7）摂食障がい等のある娘を持つ従業員への支援として、市社会福祉協議会の「こころの相談室」へつないだ例

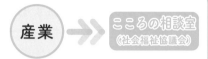

▶ 事例の概要と連携の経緯

従業員（K氏）：40歳代　男性　家族構成：本人、妻、長女（中学生）、長男（大学生）

健康問題と連携の判断：従業員K氏の長女が不登校の問題や食生活の問題を抱えていた。長女は父親（K氏）を頼ることが多く、母親（妻）とはぶつかることが多かった。K氏は妻と長女の関係を取り持つ役割を担っていたため精神的な負担も大きく、産業看護職は健康診断後の面談において、普段から頻繁にその悩みを聞いていた。ある時、「長女があまり食事を取らない。このままこの状態が続くのは心配。近隣の医療機関で診てもらえる（相談）できる場所があるのか、また行くべきなのだろうか？」とK氏より相談を受けた。相談内容がK氏の子ども（中学生）のことであったため、通常の医療機関（精神科、心療内科）では対応が難しいであろうこと、産業看護職が、持つ情報だけでは近隣で受診できる適切な機関が判断できないこともあり、地域保健との連携が必要と判断した。

▶ 連携内容

産業看護職は、過去に市の社会福祉協議会と連携した経緯はなかったが、同協議会の広報誌で、精神保健福祉士が在籍している情報を得ていた。そこで、K氏本人の同意を得た後、まずは産業看護職から同協議会に電話して長女の状況を精神保健福祉士に伝えた。精神保健福祉士は「こころの相談室」の担当者であったため、従業員へそのことを伝え、後日、K氏が直接、「こころの相談室」の精神保健福祉士へ相談した。

▶ 連携による成果

後日、K氏へ確認したところ、精神保健福祉士へ相談したことで、適切な医療機関の紹介を受け、早々に受診出来たこと、経過観察していることが明確になった。また、治療により長女の精神状態が安定し、登校出来るようになり、摂食障がいも改善したとのことであった。

▶ 連携時の配慮・工夫

比較的複雑な事情を抱えていたため、まず初めに産業看護職が精神保健福祉士に連絡を取り、状況を伝えた。その後、従業員には、関係資料を用いながら相談窓口に関して具体的に説明し、今回は担当者名（精神保健福祉士）が明確であったため、担当者へ連絡を取るように説明した。このことにより、従業員が戸惑うことなくスムーズに相談することが出来た。

（8）強迫性障がいを持つ従業員の退職に向け、その後の就職先について障がい者就業・生活支援センターへ相談した例

産業　➡　障がい者就業・生活支援センター

▶ 事例の概要と連携の経緯

従業員（L氏）：20歳代　男性　家族構成：本人、母、姉、兄の4人暮らし
健康問題と連携の判断：L氏は入社5年目、製造工程の作業者として勤務している。幼少期より確認行動はあったが、生活には影響なく経過していた。入社後、徐々に職場で確認行動が目立つようになり、業務にも支障が生じてきた。そのため、L氏は次第に情緒不安定となり、自傷行為がみられたことから上司より健康管理室に相談があった。すぐに本人と面談し、専門医を紹介したところ、強迫性障がいの診断で休職となった。その後、休職・復職を繰り返しながら、数年の経過を経て休職期間満了が目前となってきた。産業看護職がL氏と面談を行った際、次の仕事についてハローワークに相談に行ったが、希望にあう仕事がなかなか見つからなかった、ということであった。会社の人事部門や上司の方と何らかの支援が行えないのかを相談した結果、本人及び家族の了解のもと、障がい者就業・生活支援センターに相談することとなった。

▶ 連携内容

障がい者就業・生活支援センターへの訪問に際しては、本人のみでなくその母親とも事前に相談し、了解を得た上で行うこととした。その際、事業場の産業看護職も一緒に同行できる事をL氏の母親に伝えたところ、「ぜひ一緒に来てほしい」という希望があった。障がい者就業・生活支援センターでは、産業看護職からこれまでの経過やL氏の特性などを伝え、どのような業務、職場が向いているのかについて検討を依頼した。障がい者就業・生活支援センターへの同行訪問は産業看護職にとっても初めてであった。

▶ 連携による成果

疾病が原因で退職となる従業員が、次の就職先を自分で見つけるのは困難な場合が多い。障がい者就業・生活支援センターでは、それぞれの特性に応じた就業支援を行い、就業支援を行うことができる。本事例においても、無事、次の就職先を見つけることができた。センターでサポートを受ける中で、L氏の母親が「この様なサポートを受けられるところ、相談できるところを教えて頂いて本当によかった」と涙ながらに言っていた。安心されていた様子であった。

▶ 連携時の配慮・工夫

障がい者就業・生活支援センターという名称に、「障がい者」という言葉が含まれているため、本人及び家族に話をする際、過敏に反応される事がある。本人並びに家族と信頼関係を維持するためには、センターの説明を行う際、書面やメールではなく、直接対面で話をし、相手の反応を確認しながら伝えた方がよい。さらに、可能であれば、産業看護職も一緒に同行するとセンターへの敷居が低くなり、より効果的な支援へつながると考える。

（9）知的障がい者である従業員の就労について、障がい者就業・生活支援センターへ相談した例

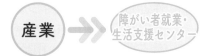

▶ 事例の概要と連携の経緯

従業員（M氏）：20歳代　男性　家族構成：本人、父、兄、弟の4人暮らし

健康問題と連携の判断：M氏は子どもの頃から人前で話すのが苦手であったが、学校では特に問題となることはなかった。専門学校卒業後、父親が勤務する事業場で派遣社員として2年間勤務している。コミュニケーションをとるのが苦手で、仕事でわからない事があっても人に聞くことができず、仕事の習熟に時間がかかる状況であった。産業看護職と話をする場面においても、会話はたどたどしく、幼い印象で、場の空気を読んだりニュアンスを理解することが苦手であり、軽度の知的障がいがある様に感じられることもあった。ある日、産業看護職がM氏と同事業場で働くM氏の父親と立ち話をした際、「私はまもなく定年になるので息子の事が心配だ。どこかで息子を引き受けてくれる職場がないものか」と相談があった。また、M氏の職場では、M氏の対応に困っている様子であったため、産業看護職からの提案でM氏と父親と一緒に健康管理室に来てもらい、健康状態を含めた現状の確認と今後の対応について面談を行った。面談中、M氏は父親と全く視線を合わせず、父親との間にも良好なコミュニケーションが取れていないことが推察された。また、現在の職場にまったく溶け込んでおらず、このまま仕事を継続していくのは難しい状況が確認できた。M氏は、これまでも何度かハローワークへは相談に行ったことがあったが、なかなか希望する仕事が見つかっていない。今後自立して仕事を続けていくためには専門家による継続的な支援が必要と考えられたため、障がい者就業・生活支援センターに相談するよう勧めた。

▶ 連携内容

M氏とその父親に承諾を得た上で、まず、産業看護職から障がい者就業・生活支援センターに電話で相談を行った。M氏の状態や会社での状況などを伝えたところ、センターの担当者よりM氏本人と面談をしたいとの申し出があった。初回面談には産業看護職も同行し、会社の様子などを伝え、今後の支援を依頼した。今回、障がい者就業・生活支援センターを紹介したのは、障がい者手帳は所持していなくても、今後の就職や就労支援について相談に応じてくれる機関であること、ならびにこれまでも社内で障がい者支援を対応する中で産業看護職が担当者と面識があったことがその理由である。

▶ 連携による成果

その後、M氏は退職した。専門医療機関にて知的障がいと診断され、障がい者手帳を取得した。現在は障がい者として近隣の企業に勤務している。職場では、明るく、リーダー的存在で、社内の評判もよいとセンター担当者から情報提供があった。

▶ 連携時の配慮・工夫

今回の事例は派遣社員であり、事業場所属の産業保健師としては通常ここまで関与することはないが、今回は父親が従業員であったことから、人事職制の許可を得て対応を行った。

#5 その他（感染症対策・連携体制の構築、保健所保健師による連携事例等）

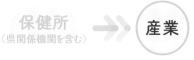

（1）感染症対策における保健所との連携事例

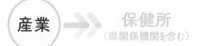

（2）若年性認知症を発症した従業員とその妻への支援として、認知症総合支援センターへ相談した事例

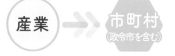

（3）一市役所と一事業場において連携協議会を立ち上げ、定例開催した例

（4）地域医療機関の医師および、企業や自治体の保健師等を対象とした消化器集団検診に関する研修会を開催した例

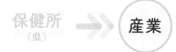

（5）保健所保健師が小規模事業場への継続的個別相談（生活習慣病予防）を実施した例

（6）保健所保健師が小規模事業場の衛生管理者を対象に生活習慣病予防に関する健康教育を実施した例

（7）社員食堂を活用したヘルシー定食のメタボ改善において保健所の管理栄養士と連携した例

（1）感染症対策における保健所との連携事例

保健所（県関係機関を含む）　➡　産業

▶ 事例の概要と連携の経緯

従業員（N氏）：20歳代　男性
健康問題と連携の判断：N氏が東南アジア旅行から帰国後、微熱と腹痛が出現したため、医療機関を受診した。受診後、症状は改善したため通常勤務を行っていたが、検査結果で第2類感染症であることが判明したことにより、出勤停止となった。
医療機関から報告を受けた保健所の担当保健師より会社に電話があり、産業看護職が窓口として対応した。保健所からは、1）濃厚接触者の抽出、2）接触者の健康調査、3）感染の可能性があるエリアの消毒の3点について協力の要請があった。

▶ 連携内容

保健所の指示に基づき、人事総務、産業看護職が協力し、濃厚接触者のリストアップや消毒作業を行い、その旨を保健所へ報告した。
その後、濃厚接触者については指示があった期間、毎日、健康管理室において健康観察を行い、その結果を保健所に報告した。

▶ 連携による成果

感染症については、感染症法に基づく医学的、公衆衛生学的な観点から、職場のみでなく、家庭や地域も含んだ幅広い対応が求められる。結核や風疹、新型インフルエンザ、COVID-19などの感染症に従業員が罹患すると、保健所と企業が直接関係するケースが出てくる。その際、産業看護職が対応窓口となれば、保健所からの指示や連絡事項も正確に理解でき、速やかに取組みを展開することで感染拡大防止につなげることができる。
今回のケースでは、保健所からの連絡を受けた産業看護職が、N氏の職場の上司、同僚に対し、個人情報に配慮しつつも状況を正しく伝えることができた。そのため、職場で余計な不安や動揺を生じることはなく、また濃厚接触者の選定もスムーズに行うことができた。さらに保健所からの指導に基づき、感染拡大の可能性があるエリアの共用部分を毎日こまめに消毒作業を行ったこともあり、結果として2次感染の発生を防ぐことができた。

▶ 連携時の配慮・工夫

職場の消毒作業については、感染の可能性がある場所や共用部分の選定、消毒剤の種類（次亜塩素酸ナトリウム）や濃度、清掃の方法、防護具の着用に関して、保健所からのアドバイスが大変役立った。職場の清掃作業は一部外部業者に委託していたため、保健所からの指導内容を清掃担当者とも共有し、委託業者への2次感染防止にも配慮することができた。
また従業員の健康情報は機微な個人情報であり、その取扱いは慎重に行う必要がある。感染症法で指定された感染症の情報であっても、健康情報の取扱いについて本人の同意をあらかじめ得るよう心掛けるとともに、職場では必要最小限の範囲にとどめる必要がある。

（2）若年性認知症を発症した従業員とその妻への支援として、認知症総合支援センターへ相談した事例

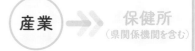

▶ 事例の概要と連携の経緯

従業員（O氏）：50歳代　男性　**家族構成**：本人、妻（2人暮らし）

健康問題と連携の判断：O氏は九州支店に異動直後から、記憶力低下を主とした顕著な業務遂行能力の低下（メモがとれない、朝指示した内容を夕方には忘れている、パソコン端末で数値入力ができない等）が出現し、異動から1年で東京本社へ復帰した。O氏の自覚は乏しいものの、職場上司や産業医からの勧めもあり、妻と一緒に専門医療機関を受診した結果、若年性認知症の診断を受け、就業を継続しながら治療を行うこととなった。就業継続にあたっては、職場、産業保健スタッフおよび妻の3者で連携を図りながら支援を行っていたが、O氏の病識は乏しいままであり、妻の将来に対する不安が次第に強くなってきた。そのため、産業看護職から主治医に連絡をしたところ、地域の若年性認知症総合支援センターのコーディネーター（以下、「支援員」と記す）を紹介された。

▶ 連携内容

O氏、奥さんの了解を得た上で、産業看護職が支援員に連絡を取ったところ、すぐ相談に応じてもらうことができた。支援員は、まず不安が強い妻に対し個別相談を行ったり、O氏や妻に付き添って来社したりとしっかりした支援を行ってくれた。また支援員のサポートや助言により会社、産業医、主治医間での情報共有も円滑に進むようになった。

▶ 連携による成果

産業看護職は、従業員本人の就業中のケアはできるが、本人のプライベートおよび、ご家族のケアを十分に行うことは難しい。若年性認知症総合支援センターの支援員が間に入ることで、本人やご家族、主治医、職場、産業保健スタッフの連携を上手く機能させることができた。
本事例においては、職場とO氏の間で病気に対する問題意識や課題の優先順位に大きなギャップが生じていたが、支援員がそれぞれの立場を尊重しながら偏重なくコーディネートし、双方に有益な提案をしてくれたことが問題解決につながっていった。社外の専門家と上手く連携することで、職場の理解と納得を得ることができ、従業員およびそのご家族を支援していくことができた。

▶ 連携時の配慮・工夫

支援員に来社してもらい、妻を含めた関係者で今後の対応を検討した。その際、支援員にはO氏および妻と話をする時間を十分とってもらうとともに、O氏にとって必要かつ有益な情報、提案等については産業看護職からあらかじめ支援員に伝えるよう心掛けた。

（3）一市役所と一事業場において連携協議会を立ち上げ、定例開催した例

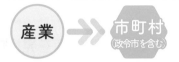

▶ 事例の概要と連携の経緯

従業員の心身の不調には、仕事に関する要因だけでは解決できない家族の問題が絡んでいることが多い。「家庭の問題」と片付けてしまってよいものか、他に産業看護職としてできることはないのかと、考えていた。具体的には、"妊娠しても、地域で開催される妊婦教室等に参加しない従業員がいる" "男性従業員が大半を占めるため、女性従業員が妊娠しても、気軽に相談できるような女性従業員同士の関係性が築きにくく、病院以外の相談先を持たないまま、妊娠期間を一人で乗り切ろうと頑張っている"、"親の介護の問題が出現してもどうしたらよいかわからない従業員がいる"など、産業保健領域だけでは支援が難しい問題がわかってきた。

以上の健康問題は、地域保健関係者と連携すれば、解決できる可能性がある、また、問題を未然に防ぐことができると考えた。そのためには、まず、看護職同士が顔の見える関係を築くことが必要だと考えた。

▶ 連携内容

産業看護職は、事業場所在地の地域保健関係者と全く面識が無かった。よって、事業場内において、市役所職員との関係性が深いと思われた総務部の協力を得るため、総務部長へ相談した。その後、総務部長より市役所の保健師が所属する部署の管理職へ話を通してもらい、統括保健師を紹介された。市役所の統括保健師へ産業看護職より直接電話をかけ、連携協議会を開催したい意思を伝えたところ、すぐに承諾が得られたため、翌月より月1回の割合で連携協議会を開催した。会場は、市役所と事業場交代で提供し、地域保健関係者は保健師が所属する部署の管理職（部長・課長）、保健師全員、産業保健関係者は総務部長、産業医、産業看護職が参加した。連携協議会開始当初は、双方の抱える主な健康問題や保健活動に関する情報共有をおこなった。その後、事業場内で毎年、開催されていた市民と従業員およびその家族に向けたイベント時、健康コーナーを協働開催したり、事業場内で地域の子育て支援委員や子育て中の従業員の参加を得て「子育て対話会」を開催したりと様々な協働事業を展開した。

▶ 連携による成果

連携協議会の開催により、まずは産業医、市役所の管理職、双方の看護職間で顔の見える関係が築けたことで、従業員やその家族、もしくは地域保健側で把握した同市在住の従業員など個別事例に関する相談を容易に行いやすい状況となった。イベント時には従業員やその家族に、産業保健スタッフが介護・育児等を含め、従業員の生活全般も視野に入れた健康づくりを進めていることを伝える機会ができた。そのことにより、従業員との信頼関係もでき、産業保健活動を展開しやすい環境が作れた。地域保健としても、夫婦共働きで出産・育児に臨む従業員の状況や心情を把握する機会を得たり、若年層の生活習慣病対策、自殺予防対策の進め方など、地域保健だけでは進めることが難しい支援策について具体的に検討できる機会となった。双方の保健活動の展開において、とても大きな成果が得られた。

▶ 連携時の配慮・工夫

イベント開催時は必ず企画書を作成し、総務部の承認を得たり、労働組合の協力を得たりした。企画の段階から地域保健、産業保健双方の関係者を巻き込むことで会場や物品の借用がスムーズにでき、対象者への周知を確実に行うことができる。また、イベント開催において、市役所との役割分担をどのように行うのか明確にする必要があり、その点は綿密に打ち合わせをおこなった。

（4）地域医療機関の医師および、企業や自治体の保健師等を対象とした消化器集団検診に関する研修会を開催した例

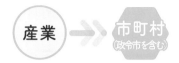
産業 → 市町村（政令市を含む）

▶ 事例の概要と連携の経緯

○○県では、○○県内の消化器健診に関わる医療機関の医師・保健師、企業や自治体の保健師等のために、消化器の集団健診に関する研修会を年に1回開催している。契機は、約20年以上前になるが、日本産業衛生学会産業看護部会の世話人であった企業の保健師が産業保健師のスキルアップのために集団健診の精度に関する知識を身に付けようと、健診機関の事務方に調整を依頼し、日本消化器がん検診学会九州支部に呼びかけ支部内に○○県保健衛生部会を設立したことによる。メンバーは、○○県内の基幹病院の消化器専門医、放射線専門医、健診機関の医師・保健師・事務職員、自治体や政令市の保健師、企業の保健師などで、設立時から会長は保健師が務めることとなっており、事務局は○○地区胃集検読影研究会内においている。

▶ 連携内容

年に1回の研修会は、主に開業医を対象にした日本消化器がん検診学会九州支部大腸精検懇話会主催の研修会と、保健師を対象にした○○県保健衛生部会主催の研修会を2部構成で共同開催する形式としている。○○県保健衛生部会には大腸精検懇話会の世話人を兼務した医師もいるため、二つの研修の企画、講師選定・依頼や参加者募集などの準備作業を、年に数回メンバーが集まり行っている。会議では、消化器疾患や治療法などすべての医療職に必要な最新知見と、精検受診率向上や適切な保健指導のために保健師に必要な情報の提供を目指しディスカッションを行っている。最近のテーマとしては「胃がん検診の新たな展開〜内視鏡検診のポイントと課題〜」、「炎症性腸疾患診療における最近のトピックス」、「腹部超音波健診判定マニュアルの活用法」、「大腸腫瘍に対する経過観察のあり方」などを取り上げている。
講師や座長選定、後援企業への依頼、参加者（例年100名超）の募集には、医師会や看護協会などの職能団体、全衛連や関連学会などそれぞれが所属する組織を通して多方面に協力依頼を行っている。研修会に参加した保健師には連絡先の登録をお願いし、翌年から直接研修の案内ができるようにしている。

▶ 連携による成果

産業保健師は臨床経験が少ない場合が多く、自職場でのがん検診の体制づくりや集団健診の精度管理に携わることが少ないと思われる。そのため従業員のために行っているはずの消化器集団健診について、専門職としての知識が十分とはいえないという課題があると考える。この研修会を行うことにより保健衛生部会のメンバーである保健師は、消化器や放射線の専門医との情報交換により保健師にとって重要な消化器集団健診に関する知識や専門家や自治体や健康保険組合との関係性を学ぶことができている。この研修会に参加する自治体、政令市、企業の保健師は、集団健診と消化器疾患医療の最新エビデンスを得ることができ、また各保健師の交流も広がっている。

▶ 連携時の配慮・工夫

研修を企画する際、参加者の職種が多様であることから、それぞれの職種が満足できる内容にしなくてはならない。特に参加者の多くを占める開業医と保健師の参加満足度を上げる工夫が必要で、研修後にアンケートで希望するテーマなどを調査し、次回の企画に生かしている。
産業保健師は産業医との協働については、その必要性も経験も十分であるといえるが、組織集団に対する健康施策や疾病予防策としての集団検診を理解し、効果的な施策とするためには、集団健診に関わる医療関係者との連携も必要である。本研修が、産業保健師にその契機となるよう工夫している。

第Ⅲ章 地域・職域連携実践事例

（5）保健所保健師が小規模事業場への継続的個別相談（生活習慣病予防）を実施した例

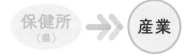

保健所（県）　➡　産業

▶ 事例の概要と連携の経緯

協会けんぽから保健所保健師へ相談があり、当保健所管内にあるＡ小規模事業場の生活習慣病予防対策について、行政が持つ保健サービスを提供することとなった。この小規模事業場の課題として、従業員の健康づくりを支援する専門職がいないことに加え、健康づくりの取組みを行っていくためのノウハウや、時間的余裕が持てずにいることがわかった。行政が持っている保健サービスを活用してもらうことで、健康づくりを支援する機会になると考えた。
協会けんぽから相談を受けた後、小規模事業場の事業主へ、地域・職域連携推進事業を担当する保健師より、直接電話をかけた。これまで、Ａ小規模事業場の事業主との面識はなかった。

▶ 連携内容

事業主と事前に打合せを実施し、従業員の健康問題や、それに対する支援方法について話し合った。小規模事業場のため、従業員はごく少人数であることや、仕事の手を一斉に止めることが難しいということから、集団支援ではなく個別支援とした。さらに、支援は単発で終わらせず、継続的に行うことが効果的と考え、個別健康相談を複数回、継続的に行った。
実施にあたり、職場全体の課題とその傾向を把握するため、従業員の年齢等の属性、定期健康診断結果、業務形態の特性等を教えてもらうことを依頼した。初回は全員、事業場内での個別面談とし、その後の相談については、相談者の状況によって面接・メール・電話等、柔軟に対応した。

▶ 連携による成果

Ａ小規模事業場との連携においては、事前打合せを丁寧に行ったことで、事業場に合った形で、より結果にこだわった支援ができた。また、単発の支援にせず、継続的に支援を行ったことで、個別健康相談の実施後も行政の持つ保健サービスを身近に活用してもらう関係性ができた。

▶ 連携時の配慮・工夫

実施計画および実施内容、実施結果については、協会けんぽへ書面で報告した。事業主の意向や要望等は丁寧に聞き、支援内容、支援方法を話し合って決定した。
事業主との連絡は、業務形態上、日中の連絡が取りづらかったため、全てメールで対応した。

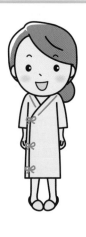

（6）保健所保健師が小規模事業場の衛生管理者を対象に生活習慣病予防に関する健康教育を実施した例

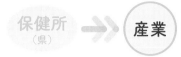

保健所（県）→ 産業

▶ 事例の概要と連携の経緯

保健所管内にある小規模事業場の衛生管理者から相談を受け、生活習慣病予防対策について、健康教育を行った。その後、衛生管理者より、この周辺地区にある多くの小規模事業場では、従業員の生活習慣病予防対策が進まず、具体的にどう取り組んでいけばよいか悩んでいる、という相談を受けた。そこで、この地区の小規模事業場の衛生管理者を対象とし、まずは衛生管理者自身が生活習慣病予防に関する知識や意識の向上を図ることを目的とした健康教育を実施することになった。

小規模事業場の課題として、従業員の健康づくりを支援する専門職がいないことや、衛生管理者が健康づくりの取組みを行っていく必要性の認識を持つこと、さらに実践的なツールを持つことがあげられた。行政が持っている保健サービスを活用してもらうことで、衛生管理者から従業員への健康づくりが推進されるよい機会であると考えた。小規模事業場側の連絡窓口は、最初に相談を受けた衛生管理者が対応し、実施内容の検討、打ち合わせ等の調整を行った。行政側の窓口は、地域・職域連携推進事業担当の保健師が対応し、当日の健康教育については、健康増進事業担当の保健師の協力を得て2名で実施した。窓口となった衛生管理者とは、年1回の衛生大会で顔見知りであった。

▶ 連携内容

衛生管理者と事前に打合せを実施し、各小規模事業場の大まかな業務特性や、従業員の健康問題とその傾向について共有した。衛生管理者を対象としたため、衛生管理者が従業員に対して生活習慣病予防に関する取組みが行えるように具体的な支援方法やツールの紹介等を含めて行った。さらに、市の健康づくり担当課の保健師に相談し、市が実施している生活習慣病予防に関する事業（働く世代向けの体操教室等）のチラシを提供してもらい、配布した。

▶ 連携による成果

地域にある複数の小規模事業場の衛生管理者と顔の見える関係ができた。生活習慣病予防の取組みに生かせるような具体的支援方法を伝えるだけでなく、行政の持つ保健サービスを知ってもらう機会となり、今後、衛生管理者が健康づくりに取り組む中で、一つの相談先として認識してもらうことができた。また、健康教育後、小規模事業場のいくつかの工場見学をさせてもらい、簡単な情報交換の時間を持つことができた。このことにより、業務内容毎の特徴的な課題や安全管理の視点を理解し合うことができ、今後、働く世代の健康づくりを推進していく上での貴重な相互理解の機会となった。

▶ 連携時の配慮・工夫

小規模事業場の意向や要望等は丁寧に聞き、支援内容、支援方法を話し合って決定した。健康教育の開催は、あらためて機会を設けるのではなく、定例で開催している連絡会の中で実施した。各小規模事業場側への連絡調整や、会場設営等については、小規模事業場の衛生管理者に一任した。

第Ⅲ章 地域・職域連携実践事例

（7）社員食堂を活用したヘルシー定食のメタボ改善において保健所の管理栄養士と連携した例

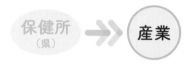
保健所（県） ➤➤ 産業

▶ 事例の概要と連携の経緯

保健所の管理栄養士より、県の肥満対策の一環として、「社員食堂を活用した健康づくり」に協力して欲しい、との依頼が産業看護職へ入った。保健所とはこれまでも連携した経験があり、管理栄養士とも顔見知りであった。当事業所でも特定保健指導の対象者を多く抱え、新しい角度からのアプローチが必要であると感じていたこともあり、社員食堂にヘルシー定食を導入する取組みを企画することとした。食堂業務は関係会社に外注化していたが、管理栄養士とはこれまでも月1回程度、情報交換の場を設けていたこともあり、ヘルシー定食の導入をスムーズに行うことができた。依頼があって4カ月後には、ヘルシー定食の提供を開始した。当初は提供数に限りがあったため、特定保健指導の対象者へ優先的に案内していたが、次第に人気メニューとなり、今ではすべての従業員が選択できるようになった。

▶ 連携内容

6月に保健所から電話で上記依頼があり、社内での検討を進めた結果10月からヘルシー定食の提供を開始。その後保健所内より所内での報告会に招かれ、ヘルシー定食の導入について発表を行った。

▶ 連携による成果

保健所からの依頼を上手く活用し、ヘルシー定食の提供を実現することができた。従業員にも好評で、特定保健指導の対象者に限らず、多くの従業員の健康保持・増進に役立っている。また、定期健康診断結果の分析から、ヘルシー定食をほぼ毎日食べた対象者の約半数は健診データが改善し、1年後には特定保健指導の対象者から外れていた。「昼食をヘルシー定食にする」という行動変容が食事を中心とした生活習慣改善を行う動機づけになったものと思われた。また毎日の昼食の献立から、健康的でバランスの良い食事とはどのような内容かを理解し、昼食以外の際の食事の選択においても、有用な知識や経験が身に付いたのではないかと考えられた。
その後、保健所からさらに、減塩についても取り組んで欲しいとの依頼があり、現在、週2回、従業員への予告なしで減塩味噌汁を提供している。従業員にはその味噌汁の味を通じて、日ごろの自分の味付けが濃いのかどうかをチェックする機会として活用してもらいたいと考えている。

▶ 連携時の配慮・工夫

保健所からの依頼事項については、会社・職場の理解と同意が得られやすく、「健康増進活動を展開するチャンス」と捉えている。保健所の担当者と上手く連携をはかることで、Win-Winの関係を構築することができると考える。

巻 末 資 料

巻末資料①
地域保健法第四条第一項の規定に基づく地域保健対策の推進に関する基本的な指針

巻末資料②
健康増進事業実施者に対する健康診査の実施等に関する指針

巻末資料③
地域・職域連携推進ガイドライン 2019年改訂版（抜粋）

巻末資料④
健康経営優良法人 2021認定要件

巻末資料①
地域保健法第四条第一項の規定に基づく地域保健対策の推進に関する基本的な指針

地域保健法第四条第一項の規定に基づく地域保健対策の推進に関する基本的な指針
（平成六年十二月一日厚生省告示第三百七十四号）

最終改正：平成二十七年三月二十七日厚生労働省告示第百八十五号

地域保健対策の推進に関する基本的な指針

少子高齢化の更なる進展や人口の減少といった人口構造の変化に加え、単独世帯や共働き世帯の増加など住民の生活スタイルも大きく変化するとともに、がん、循環器疾患、糖尿病、慢性閉塞性肺疾患等の非感染性疾患（ＮＣＤ）の増加、健康危機に関する事案の変容など地域保健を取り巻く状況は、大きく変化している。

一方、地方公共団体間において地域保健に係る役割の見直しが行われる中、地域保健の役割は多様化しており、行政を主体とした取組だけでは、今後、更に高度化、多様化していく国民のニーズに応えていくことが困難な状況となっている。

また、保健事業の効果的な実施や高齢化社会に対応した地域包括ケアシステムの構築、社会保障を維持・充実するため支え合う社会の回復が求められている。

こうした状況の変化に的確に対応するため、地域保健対策を推進するための中核としての保健所、市町村保健センター等及び地方衛生研究所を相互に機能させ、地域の特性を考慮しながら、医療、介護、福祉等の関連施策と有機的に連携した上で、科学的な根拠に基づき効果的・効率的に地域保健対策を推進するとともに、地域に根ざした信頼や社会規範、ネットワークといった社会関係資本等（以下「ソーシャルキャピタル」という。）を活用した住民との協働により、地域保健基盤を構築し、地域住民の健康の保持及び増進並びに地域住民が安心して暮らせる地域社会の実現を目指した地域保健対策を総合的に推進することが必要である。

この指針は、地域保健体系の下で、市町村（特別区を含む。第二の一の２を除き、以下同じ。）、都道府県、国等が取り組むべき方向を示すことにより、地域保健対策の円滑な実施及び総合的な推進を図ることを目的とする。

第一　地域保健対策の推進の基本的な方向
　一　自助及び共助の支援の推進
　　　少子高齢化の更なる進展等の社会状況の変化を踏まえ、住民の自助努力に対する支援を充実するとともに、共助の精神で活動する住民に対し、ソーシャルキャピタルを活用した支援を行うことを通じて、多様化、高度化する住民のニーズに応えたサービスを提供する必要がある。都道府県及び市町村は、地域保健対策を講ずる上で重要な社会資源について十分に調査し、ソーシャルキャピタルの核となる人材の育成に努めるとともに、学校、企業等に係るソーシャルキャピタルの積極的な活用を図る必要がある。
　二　住民の多様なニーズに対応したきめ細かなサービスの提供
　　　住民の価値観、ライフスタイル及びニーズは極めて多様化しており、画一的に提供されるサービスから、多様なニーズ等に応じたきめ細かなサービスへ転換することが求められる。
　　　このため、住民が保健サービスに関する相談を必要とする場合には、個人のプライバシーの保護に配慮しつつ適時適切に相談に応じることが可能な体制を整備するとともに、個々の住民のニーズに的確に対応したサービスが提供されるよう、保健サービスの質的かつ量的な確保、保健サービスを提供する拠点の整備及び人材の確保等の体制の総合的な整備を推進することが必要である。
　　　また、保健サービスの提供に当たっては、種類、時間帯、実施場所等に関し、個人による一定の選択を可能にするよう配慮するとともに、これらの保健サービスの提供に関連する情報を適切に住民に提供する必要がある。
　　　あわせて、民間サービスの活用を進めるため、保健サービスの質を確保しながら振興策等を検討することが求められる。
　三　地域の特性をいかした保健と福祉の健康なまちづくり
　　　住民に身近で利用頻度の高い保健サービス及び福祉サービスは、最も基礎的な自治体である市町村が、地域の特性を十分に発揮しつつ、住民のニーズを踏まえた上で、一体的に実施できる体制を整備することが必要である。
　　　これに加え、市町村は、地域保健を取り巻く状況の変化を踏まえ、行政サービスの充実だけでなく、学校、企業等の地域の幅広い主体との連携を進め、住民との協働による健康なまちづくりを推進し、全ての住民が健康づくりに取り組むことができる環境を整備することが求められる。
　　　また、都道府県及び国は、市町村がその役割を十分に果たすことができる条件を整備することが必要である。
　四　医療、介護、福祉等の関連施策との連携強化
　　　住民のニーズの変化に的確に対応するためには、地域における保健、医療、介護、福祉等とそれぞれの施策間での連携及びその体制の構築が重要である。
　　　このため、市町村は、住民に身近な保健サービスを介護サービス又は福祉サービスと一体的に提供できる体制の整備に努める。都道府県及び保健所（都道府県が設置する保健所に限る。）は、広域的な観点から都道府県管内の現状を踏まえた急性期、回復期及び維持期における医療機関間の連携、医療サービスと介護サービス及び福祉サービス間の連携による地域包括ケアシステムの強化に努めることが必要である。
　　　また、医療機関間の連携体制の構築においては、多くの医療機関等が関係するため、保健所が積極的に関与し、地域の医師会等との連携や協力の下、公平・公正な立場からの調整機能を発揮することが望まれる。
　　　なお、保健所は、所管区域内の健康課題等の把握、評価、分析及び公表を行い、都道府県が設置する保健所にあっては所管区域内の市町村と情報の共有化を図るとともに、当該市町村と重層的な連携の下、地域保健対策を推進するほか、介護及び福祉等の施策との調整についても積極的な役割を果たす必要がある。
　五　地域における健康危機管理体制の確保
　　１　健康危機管理体制の確保
　　　　都道府県及び市町村は、地域において発生し得る健康危機に対して、迅速かつ適切な危機管理を行えるよう、当該健康危機の際に生じ得る地域住民への精神的な影響も考慮した上で、地域における健康危機管理体制を構築する必要がある。
　　　　このため、都道府県及び市町村は、それぞれの保健衛生部門の役割分担をあらかじめ明確にするほか、健康危機に関する情報が、健康危機管理体制の管理責任者に対して迅速かつ適切に伝達され、当該管理責任者の下で一元的に管理される体制を構築するとともに、管理責任者から都道府県及び市町村の保健衛生部門に対する指示が迅速かつ適切に伝達される必要がある。また、他の地方公共団体を含む関係機関及び関係団体との連携及び調整を図る必要がある。なお、健康危機管理体制の管理責任者は、地域の保健医療に精通しているという観点から保健所長が望ましい。

　　また、都道府県及び市町村は、健康危機が発生した場合の危機管理への対応について定めた手引書を作成するとともに、当該手引書の有効性を検証するための訓練、健康危機に対する迅速かつ適切な危機管理を行うことができる人材の育成、当該危機管理に必要な機器及び機材の整備等を行う必要がある。

　２　大規模災害への備え

　　都道府県及び市町村は、大規模災害時に十分に保健活動を実施することができない状況を想定し、他の地方公共団体や国とも連携して、大規模災害時の情報収集、医療機関との連携を含む保健活動の全体調整、保健活動への支援及び人材の受入れ等に関する体制を構築する必要がある。

　３　地域住民への情報提供

　　国、都道府県及び市町村は、健康危機の発生時に地域住民が状況を的確に認識した上で行動ができるよう、地域住民や関係者との相互の情報及び意見の交換（以下「リスクコミュニケーション」という。）を実施するよう努める必要がある。

六　科学的根拠に基づいた地域保健の推進

　１　科学的根拠に基づく地域保健対策に関する計画の策定と実施

　　国、都道府県及び市町村は、地域の健康課題について、住民の健康を阻害する要因を科学的に明らかにするとともに、疫学的な手法等を用いて地域保健対策の評価等の調査研究を行うことにより、科学的根拠に基づく地域保健対策に関する計画の策定など地域保健対策の企画及びその実施に努める必要がある。

　　また、健康づくりに関する計画、がん対策に関する計画、母子保健に関する計画、健康危機管理に関する計画等の地域保健対策に関する計画（第一の六の２において「計画」という。）について、地域において共通する課題や目標を共有し推進することが望ましい

　２　計画の評価と公表の推進

　　国、都道府県及び市町村は、地域保健に関して、それぞれが共通して活用可能な標準化された情報の収集、分析及び評価を行い、その結果を計画に反映させるとともに、関係者や地域住民に広く公表することを通じて、地域の健康課題とその解決に向けた目標の共有化を図り、地域保健対策を一体的に推進することが重要である。なお、保健所及び地方衛生研究所は、技術的中核機関として、情報の収集、分析及び評価を行い、積極的にその機能を果たす必要がある。

七　国民の健康づくりの推進

　　健康増進法（平成十四年法律第百三号）に基づき、国民の健康づくりを推進するため、国及び地方公共団体は、教育活動や広報活動を通じた健康の増進に関する知識の普及、情報の収集、整理、分析及び提供、研究の推進並びに健康の増進に係る人材の養成及び資質の向上を図るとともに、健康増進事業実施者その他の関係者に対し、必要な技術的助言を与えるよう努めることが必要である。さらに、都道府県は、国民の健康の増進の総合的な推進を図るための基本的な方針（平成二十四年厚生労働省告示第四百三十号。第一の七において「基本方針」という。）を勘案して、都道府県健康増進計画を定め、市町村は、基本方針及び都道府県健康増進計画を勘案して市町村健康増進計画を定めるよう努めることが必要である。また、健康づくりの推進に当たっては、医療保険者、医療機関、薬局、地域包括支援センター、教育関係機関、マスメディア、企業、ボランティア団体等から構成される中核的な推進組織が、市町村保健センター、保健所を中心として、都道府県健康増進計画及び市町村健康増進計画に即して、これらの健康増進計画の目標を達成するための行動計画を設定し、各機関及び団体等の取組をそれぞれ補完し合う等異種間で連携を図ることにより、地域の健康課題の解決に向けた効果的な取組が図られることが望ましい。また、母子保健分野については、母子保健に関する国民運動計画において設定された課題を達成するため、国及び地方公共団体は、関係者、関係機関及び関係団体が寄与し得る取組の内容を明確にして、その活動を推進することが必要である。

八　快適で安心できる生活環境の確保

　　地域住民の健康の保持及び増進を図るためには、住民の生活の基盤となる快適で安心できる生活環境を確保することが重要である。

　　このため、都道府県、国等は、食中毒等に係る情報共有体制の強化や食品衛生監視員等の資質向上等を通じた保健所の機能強化に努めるとともに、食品衛生協会、生活衛生同業組合等関係団体に対する指導又は助言に努めることにより、営業者の自主的な衛生管理等を通じた食品の安全、生活衛生等の施策の推進を図り、消費者及び住民に対するサービス並びに食品の安全性等に係るリスクコミュニケーションを進めることが必要である。

第二　保健所及び市町村保健センターの整備及び運営に関する基本的事項

　　保健所は、地域保健に関する広域的、専門的かつ技術的拠点としての機能を強化するほか、地域の医師会の協力の下に医療機関との連携を図ること等により、また、市町村は、住民に身近で利用頻度の高い保健、福祉サービスを一体的に実施するため、市町村保健センター等の体制の整備を積極的に推進すること等により、ライフサイクルを通して一貫した保健、医療、福祉サービスを提供することが重要である。

　　このため、市町村、都道府県及び国は、次のような取組を行うことが必要である。

一　保健所

　１　保健所の整備

　　保健所の地域保健における広域的、専門的かつ技術的拠点としての機能を強化するため、次のような考え方に基づき、地域の特性を踏まえつつ規模の拡大並びに施設及び設備の充実を図ること。

　　（一）都道府県の設置する保健所

　　　（１）都道府県の設置する保健所の所管区域は、保健医療に係る施策と社会福祉に係る施策との有機的な連携を図るため、二次医療圏（医療法（昭和二十三年法律第二百五号）第三十条の四第二項第九号に規定する区域をいう。以下同じ。）又は介護保険法（平成九年法律第百二十三号）第百十八条第二項に規定する区域とおおむね一致した区域とすることを原則として定めることが必要であること。ただし、現行の二次医療圏が必ずしも保健サービスを提供する体制の確保を図る趣旨で設定されていないことから、二次医療圏の人口又は面積が平均的な二次医療圏の人口又は面積を著しく超える場合には地域の特性を踏まえつつ複数の保健所を設置できることを考慮すること。

　　　（２）保健所の集約化により、食品安全及び生活衛生関係事業者等に対するサービスの提供に遺漏がないよう、例えば、移動衛生相談、関係団体の協力による相談等の地域の特性に応じたサービスを行うこと。

　　（二）政令市及び特別区の設置する保健所
　　　（1）政令指定都市（地方自治法（昭和二十二年法律第六十七号）第二百五十二条の十九第一項の指定都市をいう。以下同じ。）
　　　　　は、地域の特性を踏まえつつ、保健所が、従来おおむね行政区単位に設置されてきたことに配慮しながら、都道府県の設置
　　　　　する保健所との均衡及び保健所政令市（地域保健法施行令（昭和二十三年政令第七十七号。以下「令」という。）第一条第
　　　　　三号の市をいう。以下同じ。）の人口要件を勘案し、住民が受けることができるサービスの公平性が確保されるように保健
　　　　　所を設置することが望ましいこと。
　　　（2）政令指定都市を除く政令市（令第一条の市をいう。以下同じ。）及び特別区は、都道府県の設置する保健所との均衡及び
　　　　　保健所政令市の人口要件を勘案し、地域の特性を踏まえつつ、保健所を設置することが望ましいこと。
　　　（3）保健所の設置及び運営を円滑に遂行できる人口規模を備えた市が保健サービスを一元的に実施することは望ましいことか
　　　　　ら、人口二十万以上の市は、保健所政令市への移行を検討すること。
　　　（4）人口二十万未満の現行の政令市は、引き続きその業務の一層の推進を図ること。
　２　保健所の運営
　　（一）都道府県の設置する保健所
　　　　都道府県の設置する保健所（以下この（1）において「保健所」という。）は、次のような地域保健の広域的、専門的かつ技術
　　　的拠点としての機能を強化すること。
　　　（1）健康なまちづくりの推進
　　　　ア　市町村による保健サービス及び福祉サービスを一体的に提供するとともに、ソーシャルキャピタルを広域的に醸成し、
　　　　　　その活用を図ること。また、学校、企業等の関係機関との幅広い連携を図ることにより、健康なまちづくりを推進する
　　　　　　こと。
　　　　イ　地域の健康課題を把握し、医療機関間の連携に係る調整、都道府県による医療サービスと市町村による保健サービス
　　　　　　及び福祉サービスとの連携に係る調整を行うことにより、地域において保健、医療、福祉に関するサービスが包括的に
　　　　　　提供されるよう市町村や関係機関等と重層的な連携体制を構築すること。
　　　（2）専門的かつ技術的業務の推進
　　　　ア　地域保健対策に関する専門的かつ技術的な業務について機能を強化するとともに、地域保健対策への地域住民のニー
　　　　　　ズの把握に努めた上で、専門的な立場から企画、調整、指導及びこれらに必要な事業を行うとともに市町村への積極的
　　　　　　な支援に努めること。
　　　　イ　精神保健、難病対策、エイズ対策等の保健サービスの実施に当たっては、市町村の福祉部局等との十分な連携及び協
　　　　　　力を図ること。
　　　　ウ　食品安全、生活衛生、医事、薬事等における監視及び指導、検査業務等の専門的かつ技術的な業務について、地域住
　　　　　　民の快適で安心できる生活環境の確保を図るという観点を重視し、監視及び指導の計画的な実施、検査の精度管理の徹
　　　　　　底等、一層の効率化及び高度化を図ることにより、食品等の広域的監視及び検査を行う専門的かつ技術的拠点としての
　　　　　　機能を強化すること。
　　　（3）情報の収集、整理及び活用の推進
　　　　ア　所管区域に係る保健、医療、福祉に関する情報を幅広く収集、管理、分析及び評価するとともに、関係法令を踏まえ
　　　　　　つつ、関係機関及び地域住民に対して、これらを積極的に提供すること。
　　　　イ　市町村、地域の医師会等と協力しつつ、住民からの相談に総合的に対応できる情報ネットワークを構築すること。
　　　　ウ　このため、情報部門の機能強化を図ること。
　　　（4）調査及び研究等の推進
　　　　ア　各地域が抱える課題に即し、地域住民の生活に密着した調査及び研究を積極的に推進することが重要である。
　　　　　　このため、調査疫学部門の機能強化を図ること。
　　　　イ　国は、保健所における情報の収集、整理及び活用並びに調査及び研究を推進するため、技術的及び財政的援助に努め
　　　　　　ること。
　　　（5）市町村に対する援助及び市町村相互間の連絡調整の推進
　　　　ア　保健所に配置されている医師を始めとする専門技術職員は、市町村の求めに応じて、専門的かつ技術的な指導及び支
　　　　　　援並びに市町村保健センター等の運営に関する協力を積極的に行うこと。
　　　　イ　市町村職員等に対する現任訓練を含めた研修等を積極的に推進することが重要である。
　　　　　　このため、研修部門の機能強化を図ること。
　　　（6）地域における健康危機管理の拠点としての機能の強化
　　　　ア　健康危機の発生に備え、保健所は、地域の保健医療の管理機関として、平常時から、法令に基づく監視業務等を行う
　　　　　　ことにより、健康危機の発生の防止に努めるほか、広域災害・救急医療情報システム等を活用し、地域医療とりわけ救
　　　　　　急医療の量的及び質的な提供状況を把握し、評価するとともに、地域の医師会及び消防機関等の救急医療に係る関係機
　　　　　　関と調整を行うことにより、地域における医療提供体制の確保に努め、また、保健衛生部門、警察等の関係機関及びボ
　　　　　　ランティアを含む関係団体と調整することにより、これらとの連携が確保された危機管理体制の整備に努めること。また、
　　　　　　健康危機管理に関する住民の意識を高めるため、リスクコミュニケーションに努めること。なお、地域の保健医療情報
　　　　　　の集約機関として、保健所の対応が可能となるよう、休日及び夜間を含め適切な対応を行う体制の整備を図ること。
　　　　イ　健康危機発生時において、保健所は、広域災害・救急医療情報システム等を活用し、患者の診療情報等の患者の生命
　　　　　　に係る情報の収集及び提供、健康被害者に対する適切な医療の確保のための支援措置等を図ること。また、管内の市町
　　　　　　村に対して法令に基づき、健康危機管理を適切に行うこと。
　　　　ウ　健康危機発生後において、保健所は、保健医療福祉に係る関係機関等と調整の上、健康危機発生に当たっての管理の
　　　　　　体制並びに保健医療福祉の対応及び結果に関し、科学的根拠に基づく評価を行い、公表するとともに、都道府県が作成
　　　　　　する医療計画及び障害者計画等の改定に当たって、その成果を将来の施策として反映させることが必要であること。なお、
　　　　　　健康危機による被害者及び健康危機管理の業務に従事する者に対する精神保健福祉対策等を人権の尊重等に配慮しつつ、
　　　　　　推進すること。

（7）企画及び調整の機能の強化

　ア　都道府県の医療計画、介護保険事業支援計画、がん対策推進計画、健康増進計画、老人福祉計画、障害者計画等の計画策定に関与するとともに、各種の地域保健サービスを広域的・専門的立場から評価し、これを将来の施策に反映させ、その結果の公表等を通じて所管区域内の市町村の施策の改善を行うほか、地域における在宅サービス、障害者福祉等の保健、医療、福祉のシステムの構築、医療機関の機能分担と連携、医薬分業等医療提供体制の整備、ソーシャルキャピタルを活用した健康づくりの支援、食品安全及び生活衛生に係るサービスの提供及び（1）から（7）までに掲げる課題について企画及び調整を推進すること。

　イ　このため、保健所の新たな役割を十分に担うことのできる人材の確保等を含め、企画及び調整の部門の機能強化を図ること。

（二）政令市及び特別区の設置する保健所

　　政令市及び特別区の設置する保健所は、市町村保健センター等の保健活動の拠点及び福祉部局との間の情報交換等による有機的な連携の下に、（一）の（1）に掲げる健康なまちづくりの推進、（一）の（2）に掲げる専門的かつ技術的業務の推進、（一）の（3）に掲げる情報の収集、整理及び活用の推進、（一）の（4）に掲げる調査及び研究等の推進、（一）の（6）に掲げる健康危機管理機能の強化並びに（一）の（7）に掲げる企画及び調整の機能の強化に努めること。

　　また、政令市及び特別区の設置する保健所を地域保健医療に対する総合的な企画機能を有する中核機関として位置付け、地域住民のニーズに合致した施策を展開できるようにすることが望ましいこと。

二　市町村保健センター

　1　市町村保健センターの整備

（一）身近で利用頻度の高い保健サービスが市町村において一元的に提供されることを踏まえ、各市町村は、適切に市町村保健センター等の保健活動の拠点を整備すること。

（二）国は、市町村保健センターの設置及び改築等の財政的援助に努めること。

（三）町村は、単独で市町村保健センター等を整備することが困難な場合には、地域住民に対する保健サービスが十分に提供できるよう配慮しながら、共同で市町村保健センター等を整備することを考慮すること。

（四）都市部においては、都市の特性をいかしつつ人口規模に応じた市町村保健センター等の設置を考慮すること。

（五）国民健康保険健康管理センター、老人福祉センター、地域包括支援センター等の類似施設が整備されている市町村は、これらの施設の充実を図ることにより、住民に身近で利用頻度の高い保健サービスを総合的に実施するという役割を十分に発揮できるようにすること。

　2　市町村保健センターの運営

（一）市町村は、健康相談、保健指導及び健康診査等の地域保健に関する計画を策定すること等により、市町村保健センター等において住民のニーズに応じた計画的な事業の実施を図るとともに、保健所等の関係機関による施策評価を参考として業務の改善に努めること。

（二）市町村は、市町村保健センター等の運営に当たっては、保健、医療、福祉の連携を図るため、地域包括支援センターを始めとする社会福祉施設等との連携及び協力体制の確立、市町村保健センター等における総合相談窓口の設置、在宅福祉サービスを担う施設との複合的整備、保健師とホームヘルパーに共通の活動拠点としての運営等により、保健と福祉の総合的な機能を備えること。

（三）市町村は、市町村保健センター等の運営に当たっては、保健所からの専門的かつ技術的な援助及び協力を積極的に求めるとともに、地域のNPO、民間団体等に係るソーシャルキャピタルを活用した事業の展開に努めること。また、市町村健康づくり推進協議会の活用、検討協議会の設置等により、医師会、歯科医師会、薬剤師会、看護協会、栄養士会等の専門職能団体、地域の医療機関、学校及び企業等との十分な連携及び協力を図ること。なお、当該市町村健康づくり推進協議会及び検討協議会の運営に当たっては、地域のNPO、民間団体等に係るソーシャルキャピタルの核である人材の参画も得て、地域の健康課題を共有しながら地域保健対策を一体的に推進することが望ましいこと。

（四）市町村は、精神障害者の社会復帰対策、認知症高齢者対策、歯科保健対策等のうち、身近で利用頻度の高い保健サービスは、市町村保健センター等において、保健所の協力の下に実施することが望ましいこと。特に、精神障害者の障害者支援施設等の利用に係る調整及び精神障害者保健福祉手帳の交付申請の受理の事務等を市町村において行うこととなっていることから、精神障害者の社会復帰対策を、保健所、精神保健福祉センター、福祉事務所、医療機関、障害者支援施設等との連携及び協力の下に実施すること。

（五）政令市は、保健所と市町村保健センター等との密接な連携を図り、効率的かつ効果的な保健サービスの提供を可能にする体制を整備すること。

第三　地域保健対策に係る人材の確保及び資質の向上並びに人材確保支援計画の策定に関する基本的事項

　地域保健対策に係る多くの職種に渡る専門技術職員の養成、確保及び知識又は技術の向上に資する研修の充実を図るため、市町村、都道府県及び国は、次のような取組を行うことが必要である。

一　人材の確保

　1　都道府県、政令市及び特別区は、地域における健康危機管理体制の充実等の観点から、保健所における医師の配置に当たっては、専任の保健所長を置くように努める等の所管区域の状況に応じた適切な措置を講じるように努めること。なお、医師である専任の保健所長の確保が著しく困難である場合には、保健所長の職責の重要性に鑑み、臨時的な措置として、令第四条第二項各号のいずれにも該当する医師でない地域保健法（昭和二十二年法律第百一号）第五条第一項に規定する地方公共団体の長の補助機関である職員を保健所長として配置するように努めること。

　2　都道府県は、事業の将来的な見通しの下に、精神保健福祉士を含む令第五条に規定する職員の継続的な確保に努め、地域保健対策の推進に支障を来すことがないように配慮すること。

　3　市町村は、事業の将来的な見通しの下に、保健師、管理栄養士等の地域保健対策に従事する専門技術職員の計画的な確保を推進することにより、保健事業の充実及び保健事業と介護保険事業等との有機的な連携その他の地域保健対策の推進に支障を来すことがないように配慮すること。

　　また、市町村は、医師、歯科医師、薬剤師、獣医師、助産師、看護師、准看護師、管理栄養士、栄養士、理学療法士、作業療

　　　法士、歯科衛生士、社会福祉士、介護福祉士、精神保健福祉士、言語聴覚士等の地域における人的資源を最大限に活用すること。
　　　このため、地域の医師会、歯科医師会、薬剤師会、獣医師会、看護協会、栄養士会等の支援を得ること。
　　　さらに、行政職員の育成のみならず、地域においてソーシャルキャピタルの核となる人材の発掘及び育成を行うとともに、学校、企業等との仲立ちとなる人材の確保についても計画的に取り組むこと。
　　4　国は、専門技術職員の養成に努めるとともに、業務内容、業務量等を勘案した保健師の活動の指標を情報として提供する等の支援を行うこと。また、健康なまちづくりの全国的な推進のため、地方公共団体等が行うソーシャルキャピタルの核となる人材の育成に係る支援に努めること。
　二　人材の資質の向上
　　1　都道府県及び市町村は、職員に対する現任教育（研修及び自己啓発の奨励、地域保健対策に係る部門以外の部門への人事異動その他の手段による教育をいう。以下同じ。）について各地方公共団体が策定した人材育成指針に基づき、企画及び調整を一元的に行う体制を整備することが望ましいこと。なお、ここでいう研修には執務を通じての研修を含む。
　　2　都道府県及び市町村は、地域保健に関わる医師、歯科医師、薬剤師、獣医師、保健師、助産師、看護師、准看護師、管理栄養士、栄養士、理学療法士、作業療法士、歯科衛生士、社会福祉士、精神保健福祉士、言語聴覚士等に対して、次に掲げる現任教育に関する事項を効果的かつ効率的に実施すること。なお、実施に際しては必要に応じ関係部局と連携すること。
　　　（一）次に掲げる事項に関する研修及び自己啓発の奨励
　　　　（1）専門分野及び行政運営に関する事項
　　　　（2）保健、医療、福祉の連携を促進するための職種横断的な事項
　　　　（3）保健、医療、福祉に係る各種サービスの総合的な調整に関する事項
　　　（二）人材育成を目的とした地域保健対策に係る部門以外の部門への人事異動、保健所と市町村との間の人事交流、研究機関等への派遣等の推進
　　3　都道府県は、市町村の求めに応じ、都道府県及び市町村の職員の研修課程を定め、保健所、地方衛生研究所等との間の職員研修上の役割分担を行って、現任訓練を含めた市町村職員に対する体系的な専門分野に関する研修を計画的に推進するとともに、保健所職員が市町村に対する技術的援助を円滑に行うことを可能とするための研修、保健所の企画及び調整機能を強化するための研修並びに教育機関又は研究機関と連携した研修の推進に努めること。
　　4　都道府県は、保健所において、市町村等の求めに応じ、市町村職員及び保健、医療、福祉サービスに従事する者に対する研修を実施するとともに、町村職員が研修を受ける際には、当該町村の事業が円滑に実施されるように必要に応じて支援すること。
　　5　国は、国立試験研究機関における養成訓練を始め、総合的な企画及び調整の能力の養成並びに指導者としての資質の向上に重点を置いた研修の充実を図るとともに、効果的かつ効率的な教育方法の開発及び普及を行い、市町村及び都道府県に対する技術的及び財政的援助に努めること。
　三　人材確保支援計画の策定
　　1　人材確保支援計画の策定についての基本的考え方
　　　（一）市町村は、地域保健対策の円滑な実施を図るため、自ら責任を持って、住民に身近で利用頻度の高い保健サービスに必要な人材の確保及び資質の向上を図ることが原則である。しかしながら、町村が必要な対策を講じても地域の特性によりなお必要な人材を確保できない場合には、都道府県は、特にその人材の確保又は資質の向上を支援する必要がある町村について、町村の申出に基づき人材確保支援計画を策定するとともに、これに基づき人材の確保又は資質の向上に資する事業を推進すること。
　　　（二）国は、都道府県の行う人材確保支援計画において定められた事業が円滑に実施されるよう、別に定める要件に従い必要な財政的援助を行うとともに、助言、指導その他の援助の実施に努めること。
　　　（三）（一）及び（二）に掲げる措置により、各町村は、十分な保健サービス及び保健、医療、福祉の連携の下で最適なサービスを総合的に提供するための調整を行うことのできる保健師、栄養相談等を行う管理栄養士その他必要な職員の適切な配置を行うことが望ましいこと。
　　2　人材確保支援計画の策定及びこれに基づく事業の実施に当たっての留意事項
　　　都道府県は、人材確保支援計画の策定及びこれに基づく事業については、特定町村との十分な意思疎通及び共通の課題を抱える特定町村における当該事業の一体的な推進を図るほか、地域の医師会、歯科医師会、薬剤師会、獣医師会、看護協会、栄養士会等の専門職能団体及び医療機関との連携又は協力体制を確立すること等により、地域の特性に即し、効果的に実施するよう留意すること。
第四　地域保健に関する調査及び研究に関する基本的事項
　　地域の特性に即した地域保健対策を効果的に推進し、地域における健康危機管理能力を高めるためには、科学的な知見を踏まえることが重要である。
　　このため、保健所、地方衛生研究所、国立試験研究機関等において、次のような取組を行うことが必要である。
　一　保健所は、快適で安心できる生活の実現に資するため、地域の抱える課題に即した、先駆的又は模範的な調査及び研究を推進すること。
　二　地方衛生研究所は、保健所等と連携しながら、地域における科学的かつ技術的に中核となる機関として、その専門性を活用した地域保健に関する調査及び研究を推進すること。
　三　都道府県及び政令指定都市は、関係部局、保健所、地方衛生研究所等の行政機関等による検討協議会を設置し、計画的に調査、研究等を実施するための必要な企画及び調整を行うこと。
　四　国は、国立試験研究機関等において、全国的規模で行うことが適当である又は高度の専門性が要求される調査及び研究を推進するとともに、国立試験研究機関と地方衛生研究所との連携体制を構築すること等により、地方研究所に対する技術的支援を行うこと。
　五　調査及び研究の成果等は、関係法令を踏まえつつ、関係機関及び国民に対して、積極的に提供すること。
第五　社会福祉等の関連施策との連携に関する基本的事項
　一　保健、医療、福祉の連携の下で最適なサービスを総合的に提供するための調整の機能の充実
　　　人口の高齢化、疾病構造の変化、ノーマライゼーションの意識の高まり等に伴い、住民のニーズが保健、医療、福祉を通じた

総合的なものとなる中で、個々の住民にとつて最適なサービスの種類、程度及び提供主体について判断し、適切なサービスを総合的に提供することが重要である。

このため、市町村及び都道府県は、次のような取組を行うことが必要である。

1 市町村においては、相談からサービスの提供までに至る体系的な体制の整備及び職員に対する研修の充実を図ること。また、支援を必要とする住民をより早く把握し、適時かつ適切な情報の提供、関係機関の紹介及び調整等を行う総合相談窓口を市町村保健センター等に設置するとともに、高齢者の保健、福祉サービスに関する相談、連絡調整等を行う地域包括支援センターの整備を推進すること。さらに、地域の医師会の協力の下に、かかりつけ医との連携及び協力体制を確立すること。

2 都道府県は、保健所において、精神障害及び難病等の専門的かつ広域的に対応することが望ましい問題を持つ住民に対して、保健、医療、福祉の連携の下で最適なサービスを提供するための総合調整機能を果たすとともに、市町村の求めに応じて、専門的及び技術的な支援を行うこと。

二 包括的な保健、医療、福祉のシステムの構築

住民のニーズに応じた適切なサービスを提供するため、地域における包括的な保健、医療、福祉のシステムの構築が重要である。

このため、市町村、都道府県、国及び保健、医療、福祉サービスを提供する施設は、次のような取組を行うことが必要である。

1 市町村においては、市町村保健センター等の保健活動の拠点、保健所、福祉事務所等の行政機関及び地域包括支援センター、医療機関、薬局、社会福祉施設、介護老人保健施設、訪問看護ステーション等の施設を結ぶ地域の特性に応じたネットワークを整備すること。

2 二次医療圏においては、保健、医療、福祉のシステムの構築に必要な社会資源がおおむね確保されていることから、保健所等は、これらを有効に活用したシステムの構築を図るための検討協議会を設置すること。

また、保健所運営協議会又は地域保健医療協議会が設置されている場合には、これらとの一体的な運営を図り、二次医療圏内の地域保健全般に渡る事項を幅広い見地から協議すること。

3 保健、福祉サービスの有機的な連携を推進する観点から、都道府県は市町村に対する保健、福祉サービスを通じた一元的な助言、援助等を円滑に行う観点から、それぞれ、地域の特性に応じた組織の在り方について検討すること。

4 都道府県及び国は、相談窓口の一元化、保健師とホームヘルパーに共通の活動拠点の設置、関連施設の合築、連絡調整会議の設置、保健部局と福祉部局及び介護保険部局間の人事交流の促進、組織の再編成等のうち、保健、医療、福祉のシステムの構築に関する市町村及び都道府県の先駆的な取組について、事例の紹介又は情報の提供を行う等により支援すること。

三 次世代育成支援対策の総合的かつ計画的な推進

都道府県及び市町村は、次代の社会を担う子どもが健やかに生まれ、かつ、育成される環境の整備を図るため、保健部局、福祉部局等の関係部局間の連携を十分に図りながら、次世代育成支援対策を総合的かつ計画的に推進すること。

四 高齢者対策及び介護保険制度の円滑な実施のための取組

住民のニーズに応じ、適切に高齢者対策を実施し、及び介護保険に係るサービス等を提供するため、高齢者対策に係る取組及び介護保険制度の円滑な実施のための取組が重要である。

このため、市町村、都道府県等は、次のような取組を行うことが必要である。

1 市町村においては、保健部局と高齢者対策に係る取組及び介護保険制度との連携を密にとり、健康増進事業と介護保険事業とを有機的かつ連続的に運用すること。

また、高齢者の生涯を通じた健康づくり対策、要介護状態等にならないための介護予防対策及び自立支援対策を強化し、介護等を必要とする高齢者を早期に発見するとともに、必要な介護サービスを一体的に提供する地域包括ケアシステムづくりを推進すること。

2 都道府県においては、保健部局と関連部局、関係機関及び関係団体とが十分に連携するとともに、市町村に対して、都道府県内の保健、医療、福祉サービスに関する情報を提供すること。

3 都道府県は、保健所において、市町村が高齢者対策に係る取組及び介護保険制度を円滑に実施することができるように、市町村が行う介護保険事業計画の推進、サービス資源等についての市町村間の広域的調整及び開発等に対して支援を行うこと。

4 政令市及び特別区は、市町村として担うべき役割に加え、都道府県が設置する保健所の担うべき役割のうち保健医療福祉情報の収集、分析及び提供等の役割も担うこと。

五 精神障害者施策の総合的な取組

1 精神障害者に係る保健、医療、福祉等関連施策の総合的かつ計画的な取組を促進すること。

2 都道府県及び市町村並びに保健所は、精神障害者ができる限り地域で生活できるようにするため、居宅生活支援事業の普及を図るとともに、ケアマネジメントの手法の活用の推進を検討すること。特に、条件が整えば退院可能とされる者の退院及び社会復帰を目指すため、必要なサービスの整備及び資源の開発を行い、地域の保健、医療、福祉関係機関の連携を進めること。

3 都道府県及び市町村並びに保健所は、精神障害者及び家族のニーズに対応した多様な相談体制及び支援体制を構築するとともに、当事者自身による相互支援活動等を支援すること。

4 都道府県及び市町村並びに保健所は、精神疾患及び精神障害者への正しい理解の普及を推進するとともに地域住民の精神的健康の保持増進を推進すること。

六 児童虐待防止対策に関する取組

近年の児童虐待に関する問題の深刻化に伴い、保健所、市町村保健センター等においても、児童相談所と十分な連携を取りつつ、以下のような取組を行うことが必要である。

1 母子保健活動や地域の医療機関等との連携を通じて、妊産婦及び親子の健康問題、家族の状況に係る問題等に関連した虐待発生のハイリスク要因を見逃さないよう努め、こうした要因がある場合、保健師の家庭訪問等による積極的な支援を実施すること。また、関係機関による会議等において積極的な役割を果たすとともに、地域組織活動の育成及び支援を行い、児童虐待の発生予防に向けた取組を行うこと。

2 保健所、市町村保健センター等の職員が児童虐待が行われている疑いがある家庭を発見した場合については、児童虐待への対応の中核機関である児童相談所又は福祉事務所への通告を行った上で、市町村及び保健所は、当該事例への援助について関係機関との連携及び協力を組織的に推進すること。

第六　その他地域保健対策の推進に関する重要事項
　一　国民の健康づくり及びがん対策等の推進
　　　都道府県及び市町村並びに保健所は、健康増進法に基づき、国民の健康づくりを推進するとともに、がん対策基本法（平成十八年法律第九十八号）、肝炎対策基本法（平成二十一年法律第九十七号）及び歯科口腔保健の推進に関する法律（平成二十三年法律第九十五号）に基づき、がん対策、肝炎対策及び歯科口腔保健の推進に関し、次のような取組を行うことが必要である。
　　1　都道府県は、地域における健康の増進に関する情報の収集を行うとともに、都道府県健康増進計画の策定及び市町村健康増進計画の策定に対する支援を行う等の地域診断の情報源となる健康指標の収集及び分析を行うこと。
　　　　保健所は、管内における関係機関、関係団体等の連携を推進するための中核機関としての役割を担うとともに、健康の増進に関する情報の収集、分析及び提供並びに市町村に対する技術的支援や二次医療圏に合わせた計画策定等を通じ、管内の健康づくりの取組の拠点としての役割を担うこと。
　　　　市町村は、健康増進事業等の実施主体として、市町村健康増進計画を関係機関及び関係団体並びに住民の参画を得て主体的に策定し、推進するよう努めること。その際、当該市町村をその所管区域内に含む保健所と連携を図ること。また、市町村健康増進計画の策定に当たっては、市町村の内部部局のみならず、保健衛生、精神保健、労働衛生、福祉、環境、都市計画等の各部門の外部機関との連携及び協力を強化すること。
　　　　これらを行う場合、都道府県、保健所、市町村の保健衛生部局、医療機関、学校、教育委員会、医療保険者、地域産業保健センター等の産業保健関係機関や、地域の健康づくりに関係するNPO等に係るソーシャルキャピタルの活用及び協力を強化すること。
　　2　地域のがん対策の推進に関し、都道府県及び市町村は、都道府県の策定する都道府県がん対策推進計画に基づき、がんの予防及び早期発見の推進、がん医療の均てん化の促進、研究の推進等のために必要な施策を講じること。
　　　　都道府県及び保健所は、健康増進法に基づき市町村が実施するがん検診が科学的根拠に基づいたものとなるよう市町村との連携を強化するとともに、地域がん登録の推進により地域のがん対策の現状を把握し、医療機関間の連携や在宅医療・介護サービスとの連携を進めるため、地域の関係機関との連携を推進すること。
　　3　地域の肝炎対策の推進に関し、都道府県及び市町村は、肝炎の予防及び早期発見の推進、肝炎医療の均てん化の促進、研究の推進等のために必要な施策を講じること。
　　　　都道府県は、市町村等が実施する肝炎ウイルス検査について、関係機関と連携し、広報を強化するとともに、肝炎診療ネットワークの構築等の地域における肝炎医療を提供する体制を確保すること。
　　4　地域の歯科口腔保健の推進に関し、都道府県は、関係機関等と連携し、地域の状況に応じた歯科口腔保健の基本的事項を策定するよう努めること。
　　　　また、都道府県及び市町村は、保健所と連携して、歯科口腔保健に関する知識の普及啓発、定期的に歯科検診（健康診査及び健康診断を含む。第六の一の4において同じ。）を受けること等の勧奨、障害者等が定期的に歯科検診や保健指導を受けるための施策、歯科疾患の予防のための措置、口腔の健康に関する調査及び研究の推進等に関する施策を講じるとともに、都道府県、政令市及び特別区は、口腔保健支援センターを設け、歯科医療等業務に従事する者等に対する情報提供、研修の実施その他の支援を行うこと。
　二　生活衛生対策
　　1　都道府県、政令市及び特別区は、生活衛生同業組合が理容業、美容業、クリーニング業、飲食店営業等の分野の衛生及び経営に関する課題を共有して、地域社会における公衆衛生の向上を図る役割を有していることを踏まえ、新規営業者等に対して生活衛生同業組合についての適切な情報提供を行う等、その機能や組織の活性化を図ること。
　　　　また、生活衛生関係営業については、地方公共団体間で監視指導状況に大きな格差が生じている現状があり、監視指導の目標を設定する等、住民が安心できる体制の確保を図ること。
　　2　都道府県、政令市及び特別区は、生活衛生対策の中で特に、公衆浴場法（昭和二十三年法律第百三十九号）に規定する浴場業及び旅館業法（昭和二十三年法律第百三十八号）に規定する旅館業の営業者並びに建築物における衛生的環境の確保に関する法律（昭和四十五年法律第二十号）に規定する特定建築物の維持管理権原者に対し、水質を汚染する病原生物（レジオネラ属菌等）に関する知識の普及、啓発を行うとともに、施設の種別に応じ、病原生物の増殖を抑制するための具体的方法を指導すること。また、病院、社会福祉施設等の特定建築物以外の建築物についても、その維持管理権原者に対し、病原生物に関する知識の普及、啓発に努めるとともに、維持管理に関する相談等に応じ、必要な指導等を行うこと。
　　　　さらに、住宅や建築物における室内空気汚染等による健康影響、いわゆるシックハウス症候群について、知識の普及、啓発を行うとともに、地域住民からの相談等に応じ、必要な指導等を行うこと。
　三　食品安全対策
　　1　都道府県、政令市及び特別区並びに保健所は、第二の一の2の（一）の（2）ウ及び（二）に掲げるところにより監視指導に係る業務を推進するほか、教育活動や広報活動を通じた食品安全に関する正しい知識の普及、インターネットを利用した電子会議の実施等を通じた食中毒等に関する情報の収集、整理、分析、提供及び共有、研究の推進、食品安全に関する検査能力の向上、食品安全の向上に関わる人材の養成及び資質の向上並びに国、他の都道府県等及び農林水産部局等関係部局との相互連携に努めるとともに、リスクコミュニケーションの促進を図るため、積極的に施策の実施状況を公表し、住民からの意見聴取及び施策への反映に努めること。
　　2　都道府県、政令市及び特別区並びに保健所は、第二の一の2の（一）の（6）及び（二）に掲げるところにより健康危機管理機能を強化するとともに、近年広域化している食中毒等飲食に起因する事故に対して、食中毒調査支援システム等を活用し、国、他の都道府県等及び関係部局と連携を図り、必要に応じて実地調査を行う疫学の専門家等の支援も得ながら、原因究明、被害拡大防止、再発防止対策等の一連の措置を迅速かつ的確に行うことができるよう体制を整備すること。
　四　地域保健、学校保健及び産業保健の連携
　　　住民が地域又は職域を問わず、生涯を通じて共通の基盤に立った保健サービスを受けられるようにするためには、地域保健、学校保健及び産業保健の連携が重要である。また、健康寿命の延伸等を図るためには、地域における生涯を通じた健康づくりに対する継続的な支援が必要である。そのためには、保健所及び市町村が中心となり、個人の年齢、就業先などにより異なる保健事業者間の連携を図り、次のような事項を行うことにより、継続的な健康管理の支援が可能となるような体制整備を図っていく

ことが必要である。
1　地域保健と産業保健の連携を推進するため、保健所、市町村等が、医療機関等、健康保険組合、労働基準監督署、地域産業保健センター、事業者団体、商工会等の関係団体等から構成する連携推進協議会を設置し、組織間の連携を推進すること。
2　保健所及び市町村は、学校、地域の学校医等との連携を図る場である学校保健委員会やより広域的な協議の場に可能な限り参画し、学校等との連携体制の強化に努めること。
3　地域保健対策に関する計画の策定に当たっては、学校保健及び産業保健との連携を図りつつ、整合性のとれた目標、行動計画を立て、それに基づき保健活動を推進すること。
4　健康教育や健康相談等の保健事業及び施設や保健従事者への研修会などに関する情報を共有するとともに、相互活用等の効率的な実施に配慮すること。
五　地域における健康危機管理体制の確保
　地域住民が安心して暮らせるためには、地域における健康危機管理体制を確保することが重要である。
　このため、国、都道府県及び市町村は、次のような取組を行うことが必要である。
1　都道府県は、健康危機管理に際して、救急医療体制の整備、健康危機情報の収集、分析及び提供等を行うこと。
　また、健康危機に関する事案の発生時に、市町村と有機的に連携した対応ができるよう、市町村と密接な連携体制を整えること。
2　政令市及び特別区は、保健所等の関係機関及び都道府県との連携を図るほか、地方衛生研究所等の充実等を図ることにより、検査機能の充実強化を図ること。
　また、政令市においては、本庁及び保健所等における健康危機管理に関する事務分担が不明確であること又は本庁と保健所の持つ機能が不均衡であることがないよう、平時より健康危機管理へ対応する体制整備を十分図ること。
3　市町村は、健康危機情報を把握した場合には、法令に基づく対応を行うほか、住民に最も身近な地方公共団体として、住民に対する健康被害予防のための情報の提供に大きな役割を担うこと。
4　政令市を除く市町村は、都道府県の設置する保健所に対して、収集した健康危機情報を速やかに伝達し、保健所長の法令に基づく指示、技術的助言及び支援を受け、これらに基づく対応を行うこと。
5　都道府県及び市町村は、複数の都道府県に及ぶ大規模災害の発生に備えて、地方公共団体間で情報収集、情報提供、要支援者への支援等の保健活動の連携体制を強化するとともに、国は、広域的な災害に係る保健活動に資する人材の育成を支援し、保健活動に携わる保健師等について、迅速に派遣のあっせん・調整を行う仕組みを構築すること。
6　新型インフルエンザ等対策については、新型インフルエンザ等対策特別措置法（平成二十四年法律第三十一号）に基づき、新型インフルエンザ等の発生に備えた万全の体制を確立するため、都道府県は、政府行動計画に基づき都道府県行動計画を、市町村は、都道府県行動計画に基づき市町村行動計画を速やかに策定すること。保健所及び地方衛生研究所は、当該行動計画を踏まえ、地域の保健医療の管理機関としての機能及び役割を果たすとともに、都道府県は、市町村への技術的支援などを積極的に行うこと。
六　地方衛生研究所の機能強化
1　地方衛生研究所は、病原体や毒劇物についての迅速な検査及び疫学調査の機能の強化を図るため、施設及び機器の整備、調査及び研究の充実並びに研修の実施等による人材の育成、救命救急センター、他の地方衛生研究所、国立試験研究機関等との連携体制の構築、休日及び夜間において適切な対応を行う体制の整備等を図ること。
2　地方衛生研究所を設置する地方公共団体は、強毒性の新型インフルエンザ等の感染症の発生や広域化する食中毒の発生等に備えたサーベイランス機能の強化や迅速な検査体制の確立と検査精度の向上が求められていることを踏まえ、地域における科学的かつ技術的に中核となる機関として地方衛生研究所の機能の一層の充実強化を図ること。
七　地域住民との連携及び協力
　地域住民の多様なニーズにきめ細かく対応するため、公的サービスの提供とあいまって、ソーシャルキャピタルを活用し、住民参画型の地域のボランティア等の活動や地域の企業による活動が積極的に展開されることが重要である。
　このため、市町村、都道府県及び国は、啓発活動等を通じた地域保健活動に対する住民の理解及び参画の促進並びに保健所、市町村保健センター等において連携又は協力に努めること等により、これらの活動の支援に努めること。
　また、ソーシャルキャピタルは、健康危機が生じた場合に地域住民の心の支え合い等に有効に機能することから、市町村、都道府県及び国は、健康づくり活動や行事等の機会を通じて、ソーシャルキャピタルを醸成していく取組を推進することが必要である。

健康増進事業実施者に対する健康診査の実施等に関する指針

健康増進事業実施者に対する健康診査の実施等に関する指針（平成16年厚生労働省告示第242号）

健康増進法（平成14年法律第103号）第9条第1項の規定に基づき、健康増進事業実施者に対する健康診査の実施等に関する指針を次のように定めたので、同法第9条第3項の規定に基づき公表する。

　　健康増進事業実施者に対する健康診査の実施等に関する指針
第一　基本的な考え方
　　健康診査は、疾病を早期に発見し、早期治療につなげること、健康診査の結果を踏まえた栄養指導その他の保健指導（運動指導等生活習慣の改善のための指導を含む。以下同じ。）等を行うことにより、疾病の発症及び重症化の予防並びに生涯にわたる健康の増進に向けた自主的な努力を促進する観点から実施するものである。
　　現在、健康診査、その結果を踏まえた栄養指導その他の保健指導等は、健康増進法第六条に掲げる各法律に基づいた制度において各健康増進事業実施者により行われているが、次のような現状にある。
　　１　制度間で健康診査における検査項目、検査方法等が異なる場合がある。
　　２　精度管理が適切に行われていないため、検査結果の比較が困難である。
　　３　健康診査の結果が、受診者に対する栄養指導その他の保健指導、必要な者に対する再検査、精密検査及び治療のための受診並びに健康の自己管理に必ずしもつながっていない。
　　４　健康診査の結果を踏まえた集団に対する健康課題の明確化及びそれに基づく栄養指導その他の保健指導が十分でない。
　　５　健康診査の結果等（栄養指導その他の保健指導の内容を含む。以下同じ。）が各健康増進事業実施者間で継続されず、有効に活用されていない。
　　６　健康診査の結果等に関する個人情報の保護について必ずしも十分でない。
　　また、このような状況の中、平成十七年四月に、メタボリックシンドロームの我が国における定義及び診断基準が日本動脈硬化学会、日本糖尿病学会、日本高血圧学会、日本肥満学会、日本循環器学会、日本腎臓病学会、日本血栓止血学会及び日本内科学会から構成されるメタボリックシンドローム診断基準検討委員会において策定された。この定義及び診断基準においては、内臓脂肪の蓄積に着目し、健康診査の結果を踏まえた効果的な栄養指導その他の保健指導を行うことにより、過栄養により生じる複数の病態を効率良く予防し、心血管疾患等の発症予防に繋げることが大きな目標とされた。
　　このため、この指針においては、各健康増進事業実施者により適切な健康増進事業が実施されるよう、健康診査の実施、健康診査の結果の通知、その結果を踏まえた栄養指導その他の保健指導の実施等、健康手帳等による健康診査の結果等に関する情報の継続の在り方及び個人情報の取扱いについて、各制度に共通する基本的な事項を定めることとする。
　　各健康増進事業実施者は、健康診査の実施等に当たり、個人情報の保護等について最大限に配慮するとともに、以下に定める事項を基本的な方向として、国民の健康増進に向けた自主的な取組を進めるよう努めるものとする。
　　なお、この指針は、必要に応じ、適宜見直すものとする。

第二　健康診査の実施に関する事項
　一　健康診査の在り方
　　１　健康増進事業実施者は、健康診査の対象者に対して、その目的、意義及び実施内容について十分な周知を図り、加齢による心身の特性の変化などライフステージや性差に応じた健康診査の実施等により対象者が自らの健康状態を把握し、もって生涯にわたる健康の増進に資するように努め、未受診者に対して受診を促すよう特に配慮すること。例えば、壮年期においては、内臓脂肪の蓄積を共通の要因として、糖代謝異常、脂質代謝異常、高血圧の状態が重複した場合に、心血管疾患等の発症可能性が高まることから、これらの発症及び重症化の予防に資するものとすること。また、その際は、身長、体重及び腹囲の検査、血圧の測定、高比重リポ蛋白コレステロール（HDLコレステロール）及び血清トリグリセライドの量の検査並びに血糖検査を健康診査における検査項目に含むものとすること。
　　２　健康増進事業実施者は、生涯にわたる健康の増進の観点等から、健康診査の実施について、加齢による心身の特性の変化などライフステージや性差に応じた健康課題に対して配慮しつつ、他の制度で健康診査が実施された場合の対応等、各制度間及び制度内の整合性を取るために必要な相互の連携を図ること。
　　３　健康増進事業実施者は、関係法令を踏まえ、健康診査における検査項目及び検査方法に関し、科学的知見の蓄積等を踏まえて、必要な見直しを行うこと。
　　４　健康増進事業実施者は、各制度の目的を踏まえつつ、健康診査における検査項目及び検査方法を設定又は見直す場合、加齢による心身の特性の変化などライフステージや性差に応じた健康課題に対して配慮するとともに、科学的知見の蓄積等を踏まえて、疾病の予防及び発見に係る有効性について検討すること。
　　５　健康増進事業実施者は、健康診査の検査項目について受診者にあらかじめ周知するとともに、法令上の実施義務が課されている検査項目を除き、受診者が希望しない検査項目がある場合、その意思を尊重すること。また、法令上の実施義務が課されている検査項目を除き、特に個人情報の保護等について最大限に配慮することが望ましい検査項目があるときには、あらかじめ当該検査項目の実施等につき受診者の同意を得ること。
　二　健康診査の精度管理
　　１　健康増進事業実施者は、健康診査の精度管理（健康診査の精度を適正に保つことをいう。以下同じ。）が生涯にわたる個人の健康管理の基盤として重要であることにかんがみ、健康診査における検査結果の正確性を確保するとともに、検査を実施する者や精度管理を実施する者が異なる場合においても、受診者が検査結果を正確に比較できるようにすること。また、必要のない再検査及び精密検査を減らす等必要な措置を講じることにより健康診査の質の向上を図ること。
　　２　健康増進事業実施者は、健康診査を実施する際には、この指針に定める内部精度管理（健康診査を行う者が自身で行う精度管理をいう。以下同じ。）及び外部精度管理（健康診査を行う者以外の者が行う精度管理をいう。以下同じ。）を適切に実施するよう努めること。また、当該精度管理の実施状況を当該健康増進事業の対象者に周知するよう努めること。
　　３　健康増進事業実施者は、健康診査の実施に関する内部精度管理として、標準物質が存在する健診項目については当該健診項目に係る標準物質を用いるとともに、次に掲げる事項を考慮した規程を作成する等適切な措置を講じるよう努めること。

（一）　健康診査の実施の管理者の配置等管理体制に関する事項
（二）　健康診査の実施の手順に関する事項
（三）　健康診査の安全性の確保に関する事項
（四）　検査方法、検査結果の基準値、判定基準等検査結果の取扱いに関する事項
（五）　検体の採取条件、検体の保存条件、検体の提出条件等検査の実施に関する事項
（六）　検査用機械器具、試薬、標準物質等の管理について記録すること及びその記録を保存することに関する事項
（七）　検査結果の保存及び管理に関する事項
4　健康増進事業実施者は、検査値の精度等が保証されたものとなるよう健康診査に関する外部精度管理として、全国規模で実施される外部精度管理調査を定期的に受けること、複数の異なる外部精度管理調査を受けること等により、自ら実施する健康診査について必要な外部精度管理の実施に努めること。
5　健康増進事業実施者は、健康診査の実施の全部又は一部を委託する場合は、委託先に対して前二号に規定する内部精度管理及び外部精度管理を適切に実施するよう要請するとともに、当該内部精度管理及び外部精度管理を適切に実施しているかについての報告を求める等健康診査の実施につき委託先に対して適切な管理を行うこと。
6　健康増進事業実施者は、研修の実施等により健康診査を実施する者の知識及び技能の向上を図るよう努めること。

第三　健康診査の結果の通知及び結果を踏まえた栄養指導その他の保健指導に関する事項
1　健康増進事業実施者は、健康診査の実施後できる限り速やかに受診者に健康診査の結果を通知すること。
2　健康増進事業実施者は、健康診査の結果を本人に通知することにとどまらず、その結果に基づき、必要な者には、再検査、精密検査及び治療のための受診の勧奨を行うとともに、疾病の発症及び重症化の予防又は生活習慣の改善のために栄養指導その他の保健指導を実施すること。栄養指導その他の保健指導の内容には、食生活、運動、休養、飲酒、喫煙、歯の健康の保持その他の生活習慣の改善を含む健康増進に関する事項、疾病を理解するための情報の提供を含むこと。
3　健康増進事業実施者は、栄養指導その他の保健指導の実施に当たっては、健康診査の結果（過去のものを含む）、健康診査の受診者の発育・発達の状況、生活状況、就労状況、生活習慣等を十分に把握し、生活習慣の改善に向けての行動変容の方法を本人が選択できるよう配慮するとともに、加齢による心身の特性の変化などライフステージや性差に応じた内容とすること。例えば、壮年期においては、内臓脂肪の蓄積を共通の要因として、糖代謝異常、脂質代謝異常、高血圧の状態が重複した場合に、心血管疾患等の発症可能性が高まることから、これらの発症及び重症化の予防の効果を高めるため、栄養指導その他の保健指導は、健康診査の結果から対象者本人が身体状況を理解し、生活習慣の改善の必要性を認識し、行動目標を自らが設定し実行できるよう、個人の行動変容を促すものとすること。また、栄養指導その他の保健指導は、個人又は集団を対象として行う方法があり、それぞれの特性を踏まえ、適切に組み合わせて実施すること。個人に対して、栄養指導その他の保健指導を行う際は、その内容の記録を本人へ提供するよう努めること。また、健康診査の受診者の勤務形態に配慮した上で栄養指導その他の保健指導の時間を確保する等栄養指導その他の保健指導を受けやすい環境づくりに配慮すること。
4　健康増進事業実施者は、健康診査の結果を通知する際に適切な栄養指導その他の保健指導ができるように、その実施体制の整備を図ること。さらに受診者の求めに応じ、検査項目に関する情報、健康診査の結果、専門的知識に基づく助言その他の健康の増進に向けて必要な情報について提供又は受診者の相談に応じることができるように必要な措置を講じること。
5　健康増進事業実施者は、栄養指導その他の保健指導に従事する者に対する研修の実施、栄養指導その他の保健指導の評価に努めること等により栄養指導その他の保健指導の質の向上を図ること。
6　健康増進事業実施者は、栄養指導その他の保健指導の実施の全部又は一部を委託する場合は、委託先が栄養指導その他の保健指導を適切に行っているかについて、報告を求める等委託先に対して適切な管理を行うこと。
7　地方公共団体、健康増進事業実施者、医療機関その他の関係者は、健康診査の結果の通知等の実施に関し、健康づくり対策、介護予防及び産業保健等の各分野における対策並びに医療保険の保険者が実施する対策を講じるために、相互の連携（以下「地域・職域の連携」という。）を図ること。
　　地域・職域の連携の推進に当たり、健康診査の結果等に関する情報（以下「健診結果等情報」という。）の継続、栄養指導その他の保健指導の実施の委託先に関する情報の共有など健康診査の実施、栄養指導その他の保健指導の実施等に係る資源の有効活用、自助努力では充実した健康増進事業の提供が困難な健康増進事業実施者への支援等の観点から有益であるため、関係機関等から構成される協議会等を設置すること。この場合、広域的な観点で地域・職域の連携を推進するため都道府県単位で関係機関等から構成される協議会等を設置するとともに、より地域の特性を生かす観点から、地域単位（保健所の所管区域等）においても関係機関等から構成される協議会等を設置するよう努めること。なお、関係機関等から構成される協議会等が既に設置されている場合は、その活用を行うこと。
　　協議会等の事業については、参考として次に掲げるものが考えられる。
（一）　都道府県単位
　イ　情報の交換及び分析
　ロ　都道府県における健康課題の明確化
　ハ　各種事業の共同実施及び連携
　ニ　研修会の共同実施
　ホ　各種施設等の相互活用
　ヘ　その他保健事業の推進に必要な事項
（二）　地域単位
　イ　情報の交換及び分析
　ロ　地域における健康課題の明確化
　ハ　保健事業の共同実施及び相互活用
　ニ　健康教育等への講師派遣
　ホ　個別の事例での連携
　ヘ　その他保健事業の推進に必要な事項

第四　健康手帳などによる健康診査の結果等に関する情報の継続の在り方に関する事項
　　1　健康増進事業実施者においては、健診結果等情報を継続させていくことが受診者の健康の自己管理に役立ち、疾病の発症及び重症化の予防の観点から重要であり、生涯にわたる健康の増進に重要な役割を果たすことを認識し、健康増進事業の実施に当たっては、個人情報の保護に関する法律（平成十五年法律第五十七号）、行政機関の保有する個人情報の保護に関する法律（平成十五年法律第五十八号）、独立行政法人等の保有する個人情報の保護に関する法律（平成十五年法律第五十九号）、地方公共団体において個人情報の保護に関する法律第十一条第一項の趣旨を踏まえて制定される条例等（以下「個人情報保護法令」という。）を遵守しつつ、健診結果等情報を継続させるために必要な措置を講じることが望ましいこと。例えば、健康増進法第六条に掲げる各法律に基づいた制度間において、法令上、健康診査の結果の写しの提供が予定されている場合には、健康診査の結果を標準的な電磁的記録の形式により提供するよう努めること、又は、健康診査の実施の全部又は一部を委託する場合には、委託先に対して標準的な電磁的記録の形式による健康診査の結果の提出を要請するよう努めること。
　　2　生涯にわたり継続されていくことが望ましい健診結果等情報は、健康診査の結果、栄養指導その他の保健指導の内容、既往歴（アレルギー歴を含む）、主要な服薬歴、予防接種の種類、接種時期等の記録、輸血歴等であること。
　　3　健診結果等情報の継続は、健康手帳等を活用することにより、健康の自己管理の観点から本人が主体となって行うことを原則とすること。この場合、将来的には統一された生涯にわたる健康手帳の交付等により、健診結果等情報を継続することが望まれること。一方、各制度の下で交付されている既存の健康手帳等はその目的、記載項目等が異なり、また、健康手帳等に本人以外の個人情報が含まれる場合等があるなど、既存の健康手帳等を統一し生涯にわたる健康手帳等とする場合に留意しなければならない事項があることから、まずは健康増進事業実施者が各制度の下において既に交付し又は今後交付する健康手帳等を活用することにより、健診結果等情報の継続を図っていくこととすること。
　　4　生涯にわたり健診結果等情報を継続させるための健康手帳等は、ライフステージ及び性差に応じた健康課題に対して配慮しつつ、その内容として、健康診査の結果の記録に係る項目、生活習慣に関する記録に係る項目、健康の増進に向けた自主的な取組に係る項目、受診した医療機関等の記録に係る項目、健康の増進に向けて必要な情報及び知識に係る項目等が含まれることが望ましいこと。また、その様式等としては、記載が容易であること、保管性及び携帯性に優れていること等について工夫されたものであることが望ましいこと。
　　5　健康増進事業実施者は、健診結果等情報の継続のため、次に掲げる事項を実施するよう努めること。
　　（一）健診結果等情報を継続して健康管理に役立たせていくように本人に働きかけること。
　　（二）職場、住所等を異動する際において、本人が希望する場合には、異動元の健康増進事業実施者が一定期間保存及び管理している健康診査の結果を本人に提供するとともに異動先の健康増進事業実施者に同情報を提供するように本人に対し勧奨し、又は、個人情報保護法令により必要な場合には本人の同意を得た上で、異動先の健康増進事業実施者に健診結果等情報を直接提供する等健診結果等情報を継続するために必要な工夫を図ること。

第五　健康診査の結果等に関する個人情報の取扱いに関する事項
　　1　健康増進事業実施者は、健康診査の結果等に関する個人情報について適正な取扱いの厳格な実施を確保することが必要であることを認識し、個人情報保護法令を遵守すること。
　　2　取り扱う個人情報の量等により個人情報保護法令の規制対象となっていない健康増進事業実施者においても、健康診査の結果等に関する個人情報については特に厳格に取扱われるべき性質のものであることから、個人情報保護法令の目的に沿うよう努めること。
　　3　健康増進事業実施者は、その取り扱う個人情報の漏えい、滅失又はき損の防止その他の個人情報の安全管理のために必要かつ適切な措置として、守秘義務規程の整備、個人情報の保護及び管理を行う責任者の設置、従業者への教育研修の実施、苦情受付窓口の設置、不正な情報入手の防止等の措置を講じるよう努めること。
　　4　健康増進事業実施者は、個人情報の取扱いの全部又は一部を委託する場合は、その取扱いを委託された個人情報の安全管理が図られるよう、委託を受けた者に対する必要かつ適切な監督として、委託契約の内容に記載する等により、委託を受けた者に前号に規定する措置を講じさせること。
　　5　健康増進事業実施者は、前号までに掲げた内容を含む個人情報の取扱いに係る方針を策定、公表及び実施し、必要に応じ見直し及び改善を行っていくよう努めること。
　　6　健康増進事業実施者が、個人情報保護法令に従いその取扱う個人情報を公衆衛生の向上を目的として行う疫学研究のために研究者等に提供する場合、あらかじめ当該研究者等に対して、関係する指針を遵守する等適切な対応をすることを確認すること。

第六　施行期日
　　この指針は、健康増進法第九条の施行の日から施行するものとする。
　　（施行の日＝平成16年8月1日）

Ⅰ 地域・職域連携の基本的理念
1 地域・職域連携の取組の背景と今後の目指すべき方向性

地域保健では、主に地域保健法や健康増進法、母子保健法等の法令を根拠に乳幼児、思春期、高齢者までの住民を対象として、生涯を通じてより健康的な生活を目指した健康管理・保健サービスを提供している。

一方、職域保健では、主に労働基準法、労働安全衛生法等の法令を根拠に労働者の安全と健康の確保のための方策の実践を事業者、労働者に課している。

さらに、国民が安心して医療を受けるための制度である医療保険制度では、加入者に健康保持増進のための保健サービスを提供している。労働者を対象とした被用者保険、自営業者等を対象とした国民健康保険制度がある。

1）健康日本21（第二次）中間評価結果を踏まえた取組の推進

平成30年9月に取りまとめられた、健康日本21（第二次）中間評価報告書によると、改善していると評価した目標は全53項目中32項目であった。国民の健康増進の総合的な推進を図る本計画は全体として前進しているものと考えられる一方で、個別の目標項目においては策定時から改善はしているが最終目標への到達が危ぶまれるもの、変化がないもの、悪化したものもみられ、目標の指標全てが順調に改善しているわけではなかった。

栄養・食生活、身体活動・運動、休養、飲酒、喫煙及び歯・口腔の健康の健康増進の基本的要素となる生活習慣に関する目標や、高血圧、糖尿病、歯周病等の生活習慣病、特にそれらの発症・重症化予防に関する目標において進捗が不十分な項目が多い傾向が見られた。これらの目標は健康日本21から継続して掲げられている項目も多く、長期的な課題となっていると考えられる。

社会環境の整備に関する目標は改善しているものが多く、本計画が前進した背景には、社会全体として個人の健康増進につながる環境づくりをするという考えが広まり、行政だけでなく、団体や企業における取組が進んだ影響が考えられる。こうした社会環境の整備に関する取組がより一層推進されることで、個人の生活習慣の改善やそれによる生活習慣病の発症・重症化予防の徹底につながり、最終目標である健康寿命の延伸や健康格差の縮小につなげることを目指すことが必要である。

2）保険者における取組の推進

保険者は、医療機関のレセプトの電子化が進むとともに、保険者が実施する「特定健診・保健指導」が平成20年度から開始されたことにより、加入者の健康・医療情報をデータで管理することが可能となった。これにより、蓄積されたデータ分析に基づきデータヘルス計画を作成し、保健事業を実施するための環境が整備された。

また、保険者努力支援制度や後期高齢者支援金の加算・減算制度等、保険者インセンティブの強化により、地域及び職域における保険者の取組が促進されている。

保険者は、データヘルス計画のPDCAサイクルを着実に回しながら、特定健診・保健指導をはじめとした保健事業について、効果的・効率的に実施していくことが必要である。

3）職域における取組の推進

近年、従業員等の健康増進を重要な経営課題と捉え、企業が成長する上で積極的に従業員等の健康に投資する「健康経営」が広まり、事業者による従業員等の健康づくりに取り組む機運が高まってきた。これらの動きは、「コラボヘルス」として保険者と事業者の職域内での連携強化が推進されたことにより、従業員等の健康づくりは相乗的に推進され、職域における保健事業の質・量は向上されてきている。

日本健康会議が認定する健康経営優良法人の認定法人数は年々増えており、特に近年、地方の中小企業の取組が増加している。中小企業の中には健康経営についての関心を持つものの、資金面や人材不足等の課題によって取り組めていない企業も多く、全国健康保険協会等保険者や自治体、地域の医療関連団体、地域の経済団体、地域の金融機関等が協力し、地方の中小企業の健康経営をサポートする仕組みが求められる。

加えて、平成27年度にストレスチェック制度が労働者数50人以上の事業場に義務づけられた。翌年には「働き方改革」の議論が本格化し、平成31年から働き方改革関連法が順次施行され、労働時間の上限規制等が導入される等、被雇用者を取り巻く環境は大きく変化している。

一方、女性や高齢の労働者が増加しつつあり、それぞれの特性に応じた保健事業を受けられるよう周知等が求められている。

このような背景の中で、健康づくりの取組を更に推進するためには、地域保健と職域保健がこれまで蓄積した知見を互いに提供し合い、地域の実情を踏まえた対策に、連携して取り組むことが不可欠であるといえる（図2）。

地域保健と職域保健における連携においては、それぞれの機関が実施している健康教育や健康相談、健康に関する情報等を共有し、在住者や在勤者の違いによらず、地域の実情を踏まえてより効果的・効率的な保健事業を展開する必要がある。そのためには、地域・職域連携推進協議会で、課題を明確にした上でPDCAサイクルを展開し、ポピュレーションアプローチ＊を強化することが重要である。

＊ポピュレーションアプローチ
ハイリスク者のみならず、集団全体に対して働きかけを行い、集団全体のリスク（例：高血圧や高血糖等）の分布を全体的によりリスクの低い好ましい方向に移動する取組。

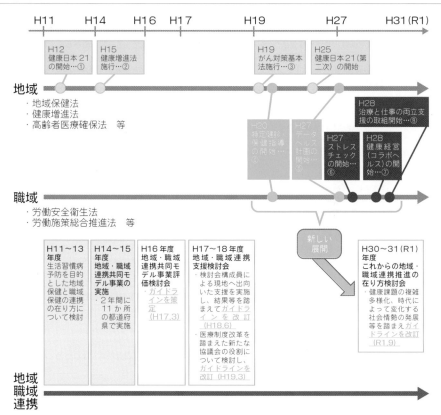

図2　地域・職域・地域職域連携のこれまでの動き

①健康日本21
　平成12年度から国は生活習慣病やその原因となる生活習慣の改善等に関する課題について目標等を選定し、国民が主体的に取り組める新たな国民健康づくり運動として「21世紀における国民健康づくり運動（健康日本21）」を開始した。
　健康日本21最終評価の結果を反映し、平成25年4月から健康日本21（第二次）を開始することとなり、健康寿命の延伸や健康格差の縮小をはじめ、生活習慣、社会環境の改善等に関し、計53項目にわたる具体的な目標項目が設定された。これを基に、令和4年度までの10年の期間で、地方公共団体をはじめ、関係団体や企業等と連携しながら、取組を進めている。

②健康増進法
　健康日本21を中核とする国民の健康づくり・疾病予防を更に積極的に推進するため、平成15年に健康増進法が施行された。同法に基づき実施される国民健康・栄養調査等を活用し、健康日本21（第二次）等の達成状況の確認を行っている。

③がん対策基本法
　がん対策を総合的かつ計画的に推進することを目的に平成19年に施行された法律。「がんの予防及び早期発見の推進」、「がん医療の均てん化の促進」、「がん研究の推進等」を基本的施策とする。平成28年改正。

④特定健診・保健指導
　「医療制度改革大綱」（平成17年12月1日 政府・与党医療改革協議会）において、平成27年度には平成20年度と比較して生活習慣病有病者や予備群を25%減少させることが政策目標として掲げられ、中長期的な医療費の伸びの適正化を図ることとされた。この考え方を踏まえ、生活習慣病予防の徹底を図るため、平成20年4月から、高齢者の医療の確保に関する法律により、保険者に対して、内臓脂肪の蓄積に起因した生活習慣病に関する健康診査（特定健診）及び特定健診の結果により健康の保持に努める必要がある者に対する保健指導（特定保健指導）の実施が義務付けられた。

⑤データヘルス計画
　健診・レセプトデータの分析に基づいて保健事業をPDCAサイクルで効果的・効率的に実施するための事業計画。平成25年6月に閣議決定された成長戦略「日本再興戦略」において、全ての健康保険組合に対し、レセプト・健診データの分析に基づくデータヘルス計画の作成・公表、事業実施、評価等の取組を求めることを掲げ、平成27年度から第1期、平成30年度からは第2期データヘルス計画が始まり、各保険者はPDCAサイクルを回しながら保健事業を実施している。

⑥ストレスチェック
　労働者のストレスの程度を把握し、労働者自身のストレスへの気付きを促すとともに、職場改善につなげ働きやすい職場づくりを進めることによって、労働者がメンタルヘルス不調となることを未然に防止すること（一次予防）を主な目的とし、心理的な負担の程度を把握するための検査（ストレスチェック）及びその結果に基づく面接指導の実施等を内容としたストレスチェック制度が平成27年度より新たに創設された。ストレスチェック制度は、常時50人以上の労働者を使用する事業場に実施義務がある。

⑦健康経営及びコラボヘルス
　健康経営とは、従業員の健康増進を重要な経営課題と捉え、企業が成長する上で積極的に従業員の健康に投資する手法である。企業にとって従業員の病休・離職が減り、労働生産性が上がるというメリットが考えられ、「従業員を大事にする会社」ということで企業の社会的な評価も上がり、更に優秀な人材を集めることや離職防止につながる可能性もある。
　「未来投資戦略2017」（平成29年6月9日閣議決定）では、「保険者のデータヘルスを強化し、企業の健康経営との連携（コラボヘルス）を推進する」ことが掲げられた。データヘルス計画の仕組みを活用して、健康保険組合等が効果的に保健事業に取り組むだけでなく、企業による健康経営の取組と連携することで、更なる効果が期待されている。

⑧治療と仕事の両立支援
　治療と仕事の両立支援については、平成28年2月に策定した「事業場における治療と仕事の両立支援のためのガイドライン」の普及を進めているほか、平成29年3月に働き方改革実現会議にて決定された「働き方改革実行計画」を踏まえ取組を推進している。また、平成30年7月に公布された労働施策総合推進法において、労働者の多様な事情に応じた雇用の安定と職業生活等の目的を達成するために国が総合的に講じるべき施策の一つとして、明確に位置付けられており、今後、企業における雇用環境改善の促進等の労働施策に加え、医療機関における支援体制の整備等の保健医療施策や福祉施策等との連携を含め、総合的かつ横断的な対策を実施していくこととしている。

2 地域・職域連携のメリット
　地域保健と職域保健が連携することにより、近年の労働者の働き方の変化やライフスタイルの多様化に対応した保健サービスを提供することができる。
　また、それぞれが保有する予算、専門職の人員等のリソースや知見を可能な限り共有することにより、対象者への保健サービス提供機会の拡大や、取組の重複を調整すること等によるリソースの有効活用等が可能となる。
　地域保健と職域保健の連携は、地域においては在住者や在勤者の健康課題を把握することにより、将来必要となる健康課題を予測した対策を検討できることや、職域においては地域保健とセミナー等を共同で実施することにより、健康経営において求められている労働者への健康づくりが推進される等のメリットも挙げられる。
　以下に具体的なメリットを示す。

1）効果的・効率的な保健事業の実施
（1）地域及び職域が保有する健康に関する情報を共有・活用することにより、地域全体の健康課題をより明確に把握することが可能となる。
　　　地域保健・職域保健それぞれが保有する健康に関する情報を共有・活用することで、地域の健康課題に関する情報を幅広く把握するとともに地域保健・職域保健に共通する課題を抽出し、地域特性を踏まえた連携事業の展開につなげることができる。

（2）保健サービスの量的な拡大により対象者が自分に合ったサービスを選択し、受けることができる。
　　　地域保健・職域保健それぞれが保有する保健サービス及び社会資源を可能な部分で相互に活用でき、量的な保健サービスの拡大が期待できる。このことにより多様な個人のニーズに合ったサービスを受けることができ、対象者の満足度を高めることができる。

（3）保健サービスのアプローチルートの拡大につながり、対象者が保健サービスにアクセスしやすくなる。
　　　地域保健・職域保健それぞれから保健サービスが必要な対象者に対してアプローチすることが可能になり、これまでアクセスが困難であった対象者にとっても保健サービスにアクセスしやすくなる。

（4）地域・職域で提供する保健サービスの方向性の一致を図ることが可能となる。
　　　地域・職域連携推進協議会等での協議により、連携事業の方向性が明確になることで重点課題等に地域・職域が取り組むことになり、地域・職域で方向性の一致した保健事業の展開につながる。さらに、地域・職域連携で行う取組の方向性が一致していることで、成果に結びつきやすい。
　　　保健サービス提供の実施主体である、自治体、保険者、事業者において、それぞれ独自の課題に対応したサービスの拡充にもつながる。

2）これまで支援が不十分だった層への対応
（1）働き方の変化や退職等のライフイベント等に柔軟に対応できる体制の構築により、生涯を通じた継続的な健康支援を実施することが可能となる。
　　　働き方の変化やライフイベント等があっても、対象者が保健サービスを継続して受けることができる。

（2）被扶養者等既存の制度では対応が十分ではない層へのアプローチが可能となる。
　　　保険者からの保健サービスを利用しにくいといわれている被扶養者に対して保険者が地域保健サービスを活用して事業を展開する等被扶養者への保健サービスの提供体制を構築することにより、既存の制度では対応が十分でない層へのアプローチが可能となる。

（3）小規模事業場（自営業者等も含む。）等へのアプローチが可能となり、労働者の健康保持増進が図られる。

> 小規模事業場に対し、産業保健に加えて地域保健サービスを提供できるようになり、これまで以上に充実した支援を受けることができるようになる。また、地域保健サービスにアクセスしやすくなり、健康について不安が生じた時や健康の改善を図りたい時、また退職後の健康に関する相談先としての認知度を高めることができる。

これらの結果、健康寿命の延伸や生活の質の向上、健康経営等を通じた生産性の向上、医療費の適正化が期待できる（図3）。

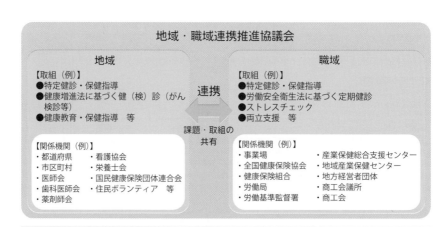

地域・職域連携推進協議会

地域

【取組（例）】
● 特定健診・保健指導
● 健康増進法に基づく健（検）診（がん検診等）
● 健康教育・保健指導　等

【関係機関（例）】
・都道府県　　・看護協会
・市区町村　　・栄養士会
・医師会　　　・国民健康保険団体連合会
・歯科医師会　・住民ボランティア　等
・薬剤師会

連携

課題・取組の共有

職域

【取組（例）】
● 特定健診・保健指導
● 労働安全衛生法に基づく定期健診
● ストレスチェック
● 両立支援　等

【関係機関（例）】
・事業場　　　　　　・産業保健総合支援センター
・全国健康保険協会　・地域産業保健センター
・健康保険組合　　　・地方経営者団体
・労働局　　　　　　・商工会議所
・労働基準監督署　　・商工会

地域・職域連携のメリットの共通認識

1）効果的・効率的な保健事業の実施
（1）地域及び職域が保有する健康に関する情報を共有・活用することにより、地域全体の健康課題をより明確に把握することが可能となる。
（2）保健サービスの量的な拡大により対象者が自分に合ったサービスを選択し、受けることができる。
（3）保健サービスのアプローチルートの拡大に繋がり、対象者が保健サービスにアクセスしやすくなる。
（4）地域・職域で提供する保健サービスの方向性の一致を図ることが可能となる。

2）これまで支援が不十分だった層への対応
（1）働き方の変化やライフイベント等に柔軟に対応できる体制の構築により、生涯を通じた継続的な健康支援を実施することが可能となる。
（2）被扶養者等既存の制度では対応が十分ではない層へのアプローチが可能となる。
（3）小規模事業場（自営業者等も含む）等へのアプローチが可能となり、労働者の健康保持増進が図られる。

PDCAサイクルに基づいた具体的な取組

（1）現状分析
（2）課題の明確化・目標設定
（3）連携事業のリストアップ
（4）連携内容の決定及び提案
（5）連携内容の具体化・実施計画の作成
（6）連携事業の実施
（7）効果指標並びに評価方法の設定

目指すところ

| 健康寿命の延伸や生活の質の向上 | 生産性の向上 | 医療費の適正化 |

図3　地域・職域連携推進事業の意義

【参考文献】
これからの地域・職連携推進在り方 に関する 検討会, 地域・職連携推進ガイドラン 令和元年 9月 ,4-9, 2019

健康経営優良法人 2021 認定要件

健康経営銘柄 2021 選定基準及び健康経営優良法人 2021（大規模法人部門）認定要件

大項目	中項目	小項目	評価項目	認定要件	
				銘柄・ホワイト 500	大規模
1. 経営理念 (経営者の自覚)			健康宣言の社内外への発信（アニュアルレポートや統合報告書等での発信）	必須	
			①トップランナーとして健康経営の普及に取り組んでいること	必須	左記①～⑮のうち 12 項目以上
2. 組織体制		経営層の体制	健康づくり責任者が役員以上	必須	
		保険者との連携	健保等保険者と連携		
3. 制度・施策実行	従業員の健康課題の把握と必要な対策の検討	対策の検討	健康課題に基づいた具体的目標の設定 ※旧項目名：健康増進・過重労働防止に向けた具体的目標（計画）の設定	必須	
		健康課題の把握	②定期健診受診率（実質 100%）		
			③受診勧奨の取り組み		
			④ 50 人未満の事業場におけるストレスチェックの実施		
	健康経営の実践に向けた基礎的な土台づくりとワークエンゲイジメント	ヘルスリテラシーの向上	⑤管理職又は従業員に対する教育機会の設定 ※「従業員の健康保持・増進やメンタルヘルスに関する教育」については参加率（実施率）を測っていること	左記②～⑮のうち 12 項目以上	左記①～⑮のうち 12 項目以上
		ワークライフバランスの推進	⑥適切な働き方実現に向けた取り組み		
		職場の活性化	⑦コミュニケーションの促進に向けた取り組み		
		病気の治療と仕事の両立支援	⑧病気の治療と仕事の両立の促進に向けた取り組み（⑮以外）		
	従業員の心と身体の健康づくりに向けた具体的対策	保健指導	⑨保健指導の実施及び特定保健指導実施機会の提供に関する取り組み ※「生活習慣病予備群者への特定保健指導以外の保健指導」については参加率（実施率）を測っていること		
		健康増進・生活習慣病予防対策	⑩食生活の改善に向けた取り組み		
			⑪運動機会の増進に向けた取り組み		
			⑫女性の健康保持・増進に向けた取り組み		
		感染症予防対策	⑬従業員の感染症予防に向けた取り組み		
		過重労働対策	⑭長時間労働者への対応に関する取り組み		
		メンタルヘルス対策	⑮メンタルヘルス不調者への対応に関する取り組み		
		受動喫煙対策	受動喫煙対策に関する取り組み	必須	
	取組の質の確保	専門資格者の関与	産業医又は保健師が健康保持・増進の立案・検討に関与		
4. 評価・改善		取組の効果検証	健康保持・増進を目的とした導入施策への効果検証を実施	必須	
5. 法令遵守・リスクマネジメント (自主申告) ※「誓約書」参照			定期健診の実施、健保等保険者による特定健康診査・特定保健指導の実施、50 人以上の事業場におけるストレスチェックの実施、従業員の健康管理に関連する法令について重大な違反をしていないこと、など	必須	

※健康経営銘柄 2022 及び健康経営優良法人 2022（大規模法人部門）では、3. 制度施策実行の新たな評価項目に「従業員の喫煙対策」を追加することを検討

出典：経済産業省．健康経営優良法人認定制度　https://www.meti.go.jp/policy/mono_info_service/healthcare/kenkoukeiei_yuryouhouzin.html

健康経営優良法人 2021（中小規模法人部門）認定要件

大項目	中項目	小項目	評価項目	認定要件	
1．経営理念（経営者の自覚）			健康宣言の社内外への発信及び経営者自身の健診受診	必須	
2．組織体制			健康づくり担当者の設置	必須	
			（求めに応じて）40歳以上の従業員の健診データの提供 ※4．評価・改善から移動	必須	
3．制度・施策実行	従業員の健康課題の把握と必要な対策の検討	対策の検討	健康課題に基づいた具体的目標の設定 ※旧項目名：健康増進・過重労働防止に向けた具体的目標（計画）の設定	必須	左記選択項目①〜⑮のうち6項目以上
		健康課題の把握	①定期健診受診率（実質100%）	左記①〜③のうち少なくとも1項目	
			②受診勧奨の取り組み		
			③50人未満の事業場におけるストレスチェックの実施		
	健康経営の実践に向けた基礎的な土台づくりとワークエンゲイジメント	ヘルスリテラシーの向上	④管理職又は従業員に対する教育機会の設定	左記④〜⑦のうち少なくとも1項目	
		ワークライフバランスの推進	⑤適切な働き方実現に向けた取り組み		
		職場の活性化	⑥コミュニケーションの促進に向けた取り組み		
		病気の治療と仕事の両立支援	⑦病気の治療と仕事の両立の促進に向けた取り組み（⑭以外）		
	従業員の心と身体の健康づくりに向けた具体的対策	保健指導	⑧保健指導の実施又は特定保健指導実施機会の提供に関する取り組み	左記⑧〜⑭のうち3項目以上	
		健康増進・生活習慣病予防対策	⑨食生活の改善に向けた取り組み		
			⑩運動機会の増進に向けた取り組み		
			⑪女性の健康保持・増進に向けた取り組み		
		感染症予防対策	⑫従業員の感染症予防に向けた取り組み		
		過重労働対策	⑬長時間労働者への対応に関する取り組み		
		メンタルヘルス対策	⑭メンタルヘルス不調者への対応に関する取り組み		
		受動喫煙対策	受動喫煙対策に関する取り組み	必須	
4．評価・改善			⑮健康経営の評価・改善に関する取り組み		
5．法令遵守・リスクマネジメント（自主申告）※誓約書参照			定期健診の実施、健保等保険者による特定健康診査・特定保健指導の実施、50人以上の事業場におけるストレスチェックの実施、従業員の健康管理に関連する法令について重大な違反をしていないこと、など	必須	

上記の他、「健康経営の取り組みに関する地域への発信状況」と「健康経営の評価項目における適合項目数」を評価し、上位500法人を健康経営優良法人2021（中小規模法人部門（ブライト500）として認定する。
※健康経営優良法人2022（中小規模法人部門）に向け、次の3点の変更を検討していく。
・3．制度施策実行の新たな評価項目に「従業員の喫煙対策」を追加・①〜③の選択項目の最低選択数の見直し（3項目中2項目への変更）
・「⑮健康経営の評価・改善に関する取り組み」の必須化

出典：経済産業省．健康経営優良法人認定制度　https://www.meti.go.jp/policy/mono_info_service/healthcare/kenkoukeiei_yuryouhouzin.html

産業保健スタッフのための
地域保健との連携実践ガイドブック

発 行 年　2021年5月19日　第1版　第1刷
著　　者　三橋　祐子
発 行 者　大山　眞人
発 行 所　保健文化社
　　　　　〒226-0024 神奈川県横浜市緑区西八朔町354-10
　　　　　TEL 045-938-6833　FAX 045-938-6834

本書の内容を許可なく転載することを禁じます。また、本書の無断複写（コピー、スキャン、デジタル化等）、複製物の譲渡および配信は著作権法上での例外を除き、禁止されています。
落丁本、乱丁本はお取り替えいたします。